E. Wühr, C. Nichterl

Chinesische Medizin und Lebenskunst

Erich Wühr, Claudia Nichterl

Chinesische Medizin und Lebenskunst

Die Grundlagen des Yang Sheng

verlag
systemische
medizin

Zuschriften, Verbesserungsvorschläge und Kritik

Prof. Dr. Erich Wühr: ewuehr@verlag-systemische-medizin.de
(www.verlag-systemische-medizin.de)

Dr. Claudia Nichterl: claudia.nichterl@essenz.at (www.essenz.at)

Verlag Systemische Medizin AG, Müllerstraße 7 – 93444 Bad Kötzting
info@verlag-systemische-medizin.de

Wichtiger Hinweis für den Leser

Bibliografische Information der Deutschen Nationalbibliothek

Die Deutsche Bibliothek verzeichnet diese Publikation in der Deutschen Nationalbibliografie; detaillierte bibliografische Daten sind im Internet über http://dnb.ddb.de abrufbar.

1. Auflage 2015

Lektorat und Redaktion: Lisa Lorz, Bayreuth
Herstellung und Produktion: SZ Publishing Support, München
Vorstufe: inmedialo UG, Plankstadt bei Heidelberg
Bildredaktion: Helga Neuß, Augsburg
Grafiken: Stefan Dangl, München
Umschlaggestaltung: Mogwitz Rusitschka, München Leipzig
Coverfoto: F1online (zenShui by PhotoAlto)
Fotonachweis: siehe Anhang

ISBN 978-3-86401-200-6
Aktuelle Informationen finden Sie im Internet unter www.verlag-systemische-medizin.de

Inhaltsverzeichnis

Ein Wort zuvor

Die Traditionelle Chinesische Medizin (TCM) gilt mittlerweile weltweit als äußerst wirksames Heilsystem. Auch im gesamten deutschsprachigen Raum ist sie inzwischen in weiten Kreisen der Medizin voll anerkannt.

Sie gründet sich auf eine Jahrtausende alte, bewährte Tradition und umfasst viel mehr als Akupunktur. Die vielen Generationen von chinesischen Ärzten waren keine Esoteriker, sie waren pragmatische Beobachter und haben die Wirkungen der von ihnen eingesetzten Heilmethoden über Jahrtausende dokumentiert und weiterentwickelt. Die TCM bietet ein ganzes Spektrum von Therapieverfahren:

- Therapie mit Nadeln und Wärme – Akupunktur und Moxa-Behandlung,
- Therapie mit Naturstoffen – Arzneitherapie,
- Therapie mit den Händen – Tuina-Massage,
- Entspannung und Körperbewusstsein durch meditative Atem- und Bewegungsübungen – Medizinisches Qigong,
- Muskelentspannung – Meridiangymnastik,
- Behandlung durch geeignete Nahrungsmittel und Lebensführung – chinesische Ernährungslehre.

Wir finden also in der TCM zum einen Verfahren der Krankenbehandlung, die Therapeuten bei ihren Patienten anwenden können. Zum anderen umfasst die TCM auch Verfahren der Gesundheitsförderung: Sowohl Kranke als auch Gesunde können durch eigene Initiative aktiv zu ihrer Heilung beitragen bzw. ihre Gesundheit erhalten. Diese Verfahren fasst man in der TCM unter dem Begriff *Yang Sheng* zusammen. Am treffendsten kann dieser Begriff als „Chinesische Gesundheitsförderung und Lebenspflege“ übersetzt werden.

In diesem Buch möchte ich zeigen, dass jeder die Grundlagen der Chinesischen Medizin verstehen und ihre Heilmethoden erlernen kann. Ein Geheimnis des Erfolgs der TCM ist es gerade, dass nicht nur ein TCM-Therapeut sie anwenden kann. Sie werden hier Verfahren der TCM erlernen, die Sie für sich selbst im Alltag einsetzen können: Entweder, um sich damit bei leichten Alltagsbeschwerden selbst zu helfen oder um eine ärztliche Therapie zu unterstützen. Sie werden erfahren, wie Sie mithilfe der Chinesischen Heilkunst Ihre Gesundheit dauerhaft stärken, Ihre Lebensqualität verbessern und insgesamt bewusster, ganzheitlicher und zufriedener leben können. Einen Einblick in die chinesische Ernährungslehre mit vielen Rezeptbeispielen vermittelt Ihnen in Kapitel 6 die Ernährungswissenschaftlerin Claudia Nichterl. Nicht zuletzt kann die Beschäftigung mit den Lehren der TCM den eigenen geistigen Horizont nachhaltig erweitern.

Zugleich begründet dieses Buch die vom Verlag Systemische Medizin herausgegebene Ratgeberreihe „Yang Sheng – Die Kraft in mir“. Jeder der Folgebände, die im Lauf der nächsten Monate und Jahre erscheinen, widmet sich einem Krankheits- und Beschwerdebild. Sie finden darin ganz konkrete Anleitungen, auf welche Weise Sie Ihre Therapie unterstützen und/oder einem Erkrankungsrisiko vorbeugen können. Das Besondere dabei ist, dass Sie Ihre persönliche Disposition kennenlernen, das individuelle Muster, das speziell Ihrer Erkrankung zugrunde liegt. Darin liegt der entscheidende Vorteil der TCM gegenüber herkömmlichen Standardtherapien. Die Grundlagen zur Unterscheidung dieser physiologischen Muster, Therapeuten sprechen von „Syndromen“, stelle ich Ihnen in diesem Buch vor.

Ich bin mir sicher, dass die Traditionelle Chinesische Medizin auch für Sie zu einer wertvollen Bereicherung werden kann.

Bei meinem TCM-Lehrer Prof. Liao Jiazhen bedanke ich mich für die stets geduldige und offene Unterweisung. Mein Dank gilt meinem Freund und Chefarzt der TCM-Klinik Bad Kötzting, Dr. Stefan Hager, für viele wichtige Informationen und anregende Diskussionen. Ferner danke ich meiner Lektorin Lisa Lorz für die gute Zusammenarbeit.

Erich Wühr
Bad Kötzting, im Herbst 2015

1 Heilweg aus dem Reich der Mitte

Die fernöstlichen Weisen haben es schon vor Tausenden von Jahren erkannt. Wir im Westen sind dabei, es uns wieder bewusst zu machen: Wir tragen Kräfte in uns, die uns schützen und heilen können. Alles, was wir tun müssen ist, sie zu wecken.

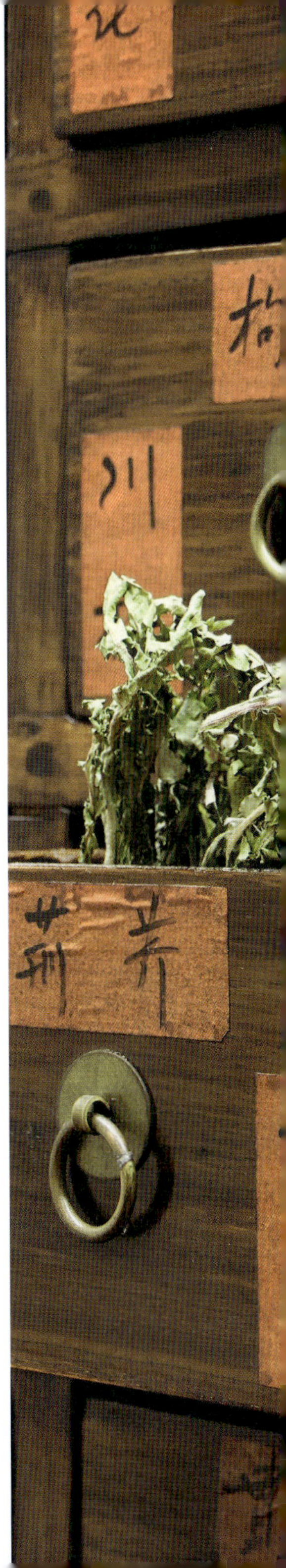

Die Macht der inneren Kräfte

Die westliche Medizin versucht, Gesundheit von außen zuzuführen. Die Traditionelle Chinesische Medizin (TCM) hingegen hilft den Menschen, sich selbst zu heilen oder gesund zu bleiben. Sie setzt Reize, um die Heilkräfte anzuregen, die jedem Menschen innewohnen. Sie kann Kranke heilen und Gesunden zu einem langen Leben in Wohlbefinden und innerer Harmonie verhelfen. Dafür ist allerdings aktives Mitmachen gefragt.

Hilfe zur Selbsthilfe

Der Arzt kann helfen – doch nur der Patient selbst kann sich heilen.
(Ärzteweisheit)

Das Besondere an der TCM ist, dass sie Methoden der Fremd- und Eigenbehandlung zu einem ganzheitlichen, in sich geschlossenen System vereint. Fremdbehandlung heißt, dass ein Arzt oder ein nicht-ärztlicher TCM-Therapeut beziehungsweise eine Therapeutin die Behandlung durchführt. Eigenbehandlung bedeutet, dass Sie bei sich selbst bestimmte Verfahren anwenden, um bei Krankheit die Behandlungsmaßnahmen Ihres Therapeuten zu unterstützen. Oder, vorbeugend, um Ihre Gesundheit zu erhalten.

Gesundheit als Ware

Bedenkt man die ungünstige Entwicklung unseres Gesundheitssystems mit der enormen Zunahme von Lebensstilerkrankungen in den vergangenen Jahrzehnten, ist die Idee der Eigenbehandlung und -verantwortung besonders interessant. Denn bei uns im Westen hat sich zunehmend der Glaube eingebürgert, man könne Gesundheit wie eine Ware beim Arzt kaufen, ohne selbst Verantwortung zu übernehmen. Dieses gedankenlose „Konsumverhalten“ und die fehlende Eigenverantwortung sind der Hauptgrund für die Zunahme chronischer Erkrankungen wie Diabetes und Adipositas, Herz-Kreislauf-Erkrankungen, Tumorerkrankungen, chronische Lungenerkrankungen, chronische Muskel- und Gelenkschmerzen, Stressfolgeerkrankungen und andere mehr.

Vorbeugen und heilen auf sanfte Weise

In Wahrheit lässt sich Gesundheit nicht einfach erwerben, sie will erhalten und gepflegt werden. Wenn Sie die natürlichen Methoden der TCM regelmäßig anwenden, können Sie gesund und fit bis ins hohe Alter bleiben. Wenn Sie krank sind, können Sie in vielen Fällen wieder gesund werden. Übungen und Tipps dazu finden Sie in den Abschnitten ab Seite 68.

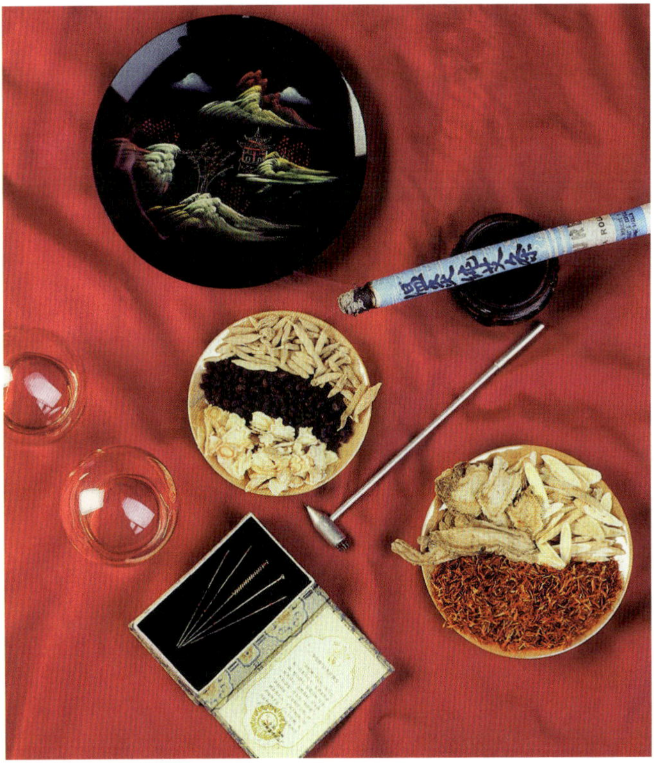

Methodenvielfalt: Akupunkturnadeln, Schröpfköpfe, Pflaumenhämmerchen, Arzneien und Moxa-Zigarre.

Viel mehr als Akupunktur

Was Akupunktur ist, wissen heute auch im Westen viele Menschen. Sicher haben auch Sie schon von der fernöstlichen Behandlungsmethode mit den dünnen Stahlnadeln gehört. Sicher wissen Sie auch, dass die Akupunktur aus China stammt. Aber wussten Sie, dass die TCM viel mehr umfasst als Akupunktur? Tatsächlich ist die Akupunktur nur eines ihrer Verfahren. Insgesamt umfasst die TCM fünf verschiedene Behandlungsmethoden, die allerdings auf denselben Theorien und Prinzipien beruhen – und die Akupunktur ist dabei keinesfalls die wichtigste. Fremd- und Eigenbehandlung überschneiden sich dabei.

Tabelle 1 Die fünf Behandlungsmethoden der TCM

Chinesische Arzneitherapie	Fremdbehandlung	▶ S. 75–77
Akupunktur und Moxibustion	Fremdbehandlung, Moxa auch als Eigenbehandlung	▶ S. 77–83, S. 109–119
Tuina-Massage	Fremd- und Eigenbehandlung	▶ S. 84–85, S. 87–108
Medizinisches Qigong und Meridiangymnastik	Eigenbehandlung	▶ S. 120–158
Ernährungslehre und Lebensführung	Eigenbehandlung	▶ S. 159–187

Die chinesische Arzneitherapie ist das wichtigste Verfahren innerhalb der TCM. Etwa 80 Prozent aller TCM-Behandlungen in China werden in dieser Form durchgeführt.

Eine fremdartige Sicht der Dinge

Die TCM unterscheidet sich auch dadurch von allen westlichen Heilverfahren, dass sie ein eigenes großes Theoriengebäude entwickelt hat. Da ist zum Beispiel die Rede von „*Yin*“ und „*Yang*“ (Aussprache: „Jin“ und „Jang“), der Lebensenergie „*Qi*“ (Aussprache: „Tschi“) und vielen anderen exotischen Begriffen. Modernen wissenschaftlichen Kriterien halten die Begriffe und Theorien der Traditionellen Chinesischen Medizin natürlich nicht stand. Doch sie sind als Denkmodelle einst wie heute gültig und wirksam – das zeigt meine tägliche Erfahrung. Und so weit hergeholt, wie es scheint, sind sie außerdem gar nicht. Die alten Chinesen haben nur versucht zu beschreiben, was sie sahen. Da ihnen moderne Geräte und Methoden zur Untersuchung fehlten, mussten sie die Lebensfunktionen und den menschlichen Organismus auf ihre Weise erklären. Aus diesem Grund schufen Sie Denkgebäude, die das Zusammenspiel der Kräfte in der Natur und im menschlichen Körper anschaulich machten.

Dabei kam den alten Chinesen ihre ausgezeichnete Wahrnehmungsfähigkeit zugute. Sie schufen ein Modell, das den Menschen als ein Ganzes verstand, als eine untrennbare Einheit von Körper, Geist und Seele. Deshalb ist auch die Behandlung in der TCM ganzheitlich. Sie berücksichtigt alle drei genannten Aspekte. Außerdem wird Ihnen ein TCM-Therapeut stets eine ganz auf Sie persönlich zugeschnittene Behandlung verschreiben. Patentrezepte gibt es hier nicht.

Das Qi muss frei fließen

Ein kurzes Beispiel soll erklären, was Gesundheit und Krankheit aus der Sicht der TCM bedeuten: Die Lebensenergie *Qi* fließt laut TCM-Theorie in bestimmten Bahnen, den „Meridianen“, durch den Körper und ermöglicht dadurch seine Körperfunktionen. Fließt Ihr *Qi* gleichmäßig und in ausreichender Menge, sind Sie gesund. Es herrscht Ordnung und Harmonie. Wird der freie Fluss durch irgendetwas gestört, entstehen Unordnung und Disharmonie, und Sie werden krank. Dies drückt sich in Beschwerden und anderen Körperzeichen (zum Beispiel der Farbe der Zunge) aus, die der TCM-Therapeut genau untersucht. Die TCM kennt neben *Qi* auch noch andere Kräfte, die in unserem Körper wirken und in Unordnung geraten können. Sie werden ausführlich ab Seite 23 beschrieben.

Die Verfahren der TCM sind „Reiztherapien“. Das heißt, der Kranke wird einem bestimmten Reiz ausgesetzt, zum Beispiel durch Erhitzen einer Hautstelle. Dieser Reiz regt dann die Selbstheilungskräfte des Patienten an.

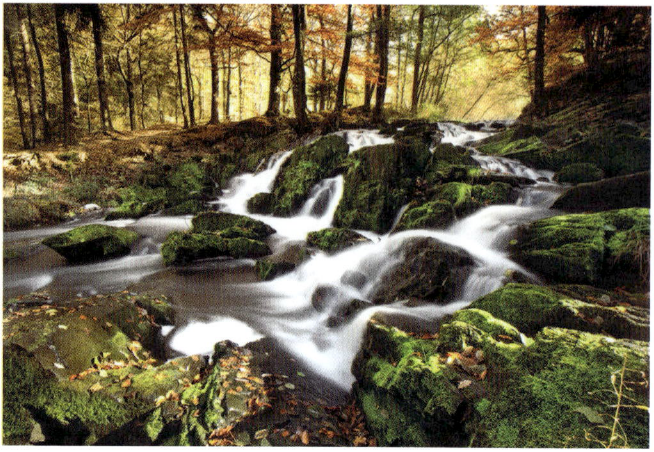

Die Lebensenergie „*Qi*" durchströmt den gesamten Kosmos.

Selbstverständlich können wir auf die modernen Geräte der Schulmedizin nicht mehr verzichten. Sie sind unerlässlich, um bestimmte Krankheiten zu entdecken. Aber leider wird dabei oft nur noch das kranke Organ gesehen und nicht mehr, wie in der TCM, der Mensch als Ganzes.

Ziel der TCM-Behandlung ist es, Ordnung und Harmonie wiederherzustellen: Gestautes *Qi* wird zum Fließen gebracht, bei *Qi*-Mangel wird Lebensenergie „aufgefüllt". Beschwerden und andere Zeichen des Ungleichgewichts verschwinden. Der TCM-Therapeut weiß aus der Erfahrung von Jahrtausenden, wie er die Verfahren der Chinesischen Medizin einsetzen muss, um dies zu erreichen. Die passenden Heilmaßnahmen gehen übrigens auf dieselbe Theorie zurück, aus der er das genaue Untersuchungsergebnis ableitet. TCM-Theorie und TCM-Behandlungsverfahren bilden also ein in sich logisches, geschlossenes Medizinsystem.

Untersuchung mit allen Sinnen

Auch in ihren Untersuchungsmethoden unterscheidet sich die TCM stark von der Schulmedizin. Moderne Geräte wie zum Beispiel Stethoskop oder Ultraschall, Blutdruckmesser oder gar Computertomografie (Röntgen-Schichtaufnahmen in der „Röhre") waren im alten China natürlich unbekannt. Deshalb war der TCM-Arzt damals auf seine fünf Sinne angewiesen, wollte er erkennen, um welche Krankheit es sich handelt. Auch heute noch untersucht der TCM-Therapeut nur mit den Sinnen.

Im Westen ging Wertvolles verloren

Übrigens haben auch unsere alten Ärzte ähnliche Untersuchungsmethoden angewendet – aus denselben Gründen. Leider wurde bei uns die Entwicklung der sogenannten „Gerätemedizin" im Laufe der Zeit stark überbetont. Dadurch ist viel Wertvolles verloren gegangen, das in der TCM noch heute im Vordergrund steht: zum Beispiel die intensive Zuwendung des Therapeuten, der sich wirklich Zeit nimmt für Sie.

Die TCM kennt vier Untersuchungsmethoden: Befragen, Betrachten, Hören und Riechen sowie Tasten.

In meinen TCM-Kursen stelle ich den „Schülern" gern die Aufgabe, einen Patienten ohne jedes medizinische Gerät zu untersuchen. In nur 30 Minuten entwickeln sie von selbst genau die Untersuchungsmethoden der alten Chinesen ...

Tabelle 2 Die vier Untersuchungsmethoden der Traditionellen Chinesischen Medizin

Befragen	Schmerzen
	Ort der Beschwerden
	Stimmungslage
	Fieber und Frösteln
	Schlaf
	Essen und Geschmack
	Durst und Trinken
	Stuhlgang und Urin
	Taubheit und Ohrgeräusche
Betrachten	Vitalität und Verhalten
	Körperhaltung
	Kopf, Gesicht und Haut
	Augen
	Nase und Ohren
	Mund und Zahnfleisch
	Zunge
	Kehle
	Arme und Beine

Tabelle 2 Die vier Untersuchungsmethoden der TCM *(Fortsetzung)*

Hören und Riechen	Stimme
	Art der Atmung
	Husten
	Darmgeräusche
	Atemgeruch
	Körpergeruch
	Schweißgeruch
	Stuhl und Urin
Tasten	Puls
	Haut
	Bauch
	Akupunkturpunkte

Ernste Erkrankungen ausschließen

Jeder verantwortungsvolle TCM-Therapeut klärt im Rahmen der Untersuchung ab, ob hinter den Beschwerden seines neuen Patienten nicht möglicherweise eine schwerwiegende Erkrankung steckt, die unter Umständen schulmedizinisch behandelt werden muss. Gegebenenfalls leitet er zunächst notwendige Untersuchungen nach der westlichen Methode ein.

Befragen

Die ausführlichen Fragen, die ein TCM-Therapeut während der Untersuchung dem Patienten stellt, haben noch einen anderen „Nebeneffekt": Der Patient fühlt sich als Mensch angenommen. Die Fähigkeit, auf diese Weise Vertrauen aufzubauen, ist vielen Schulmedizinern leider abhandengekommen.

Wenn Sie schon einmal bei einem TCM-Therapeuten waren, werden sie bereits gemerkt haben, wie intensiv die Befragung ist. Nicht nur Informationen über Ihre eigentlichen Beschwerden sind ihm wichtig, sondern auch solche über Ihren ganzen Körper und Ihre Stimmungslage. Durch diese ausführlichen Fragen erkennt er Beschwerden und andere Körperzeichen, die ihm aufgrund der TCM-Theorie und seiner Erfahrung bekannt sind. So kann er sich ein ganzheitliches Bild von Ihnen machen und die Art des Ungleichgewichts, das gegenwärtig in Ihrem Körper herrscht, genau bestimmen.

Betrachten

Außerdem betrachtet ein TCM-Therapeut intensiv Ihre Zunge. Aus deren Form und Farbe sowie aus der Farbe des Zungenbelags kann er ablesen, in welchem Zustand sich Ihr gesamter Organismus befindet. Darüber hinaus ist ihm Ihre Körperhaltung wichtig – sie ist Ausdruck Ihrer Vitalität. Manchen Kranken sehe ich bereits an ihrem Gang an, ob sie noch Energie haben oder sich ganz matt fühlen. Untersucht werden auch der Zustand der Haut oder Schleimhäute, zum Beispiel im Mund und im Rachen. Denn viele Erkrankungen äußern sich dort.

Hören und Riechen

Beim Hören achtet der TCM-Therapeut zunächst auf Ihre Stimme. Sie gibt ihm Auskunft über Ihren Energiezustand. Ist die Stimme leise und schwach, werden Sie sich eher kraftlos und matt fühlen. Auch Darmgeräusche beachtet er. Indem er Schweiß, Atem, Stuhl und Urin eines Kranken riecht, sammelt er wichtige Informationen über die Disharmonie in dessen Körper. Er zieht daraus Rückschlüsse, wie er weiter vorgehen wird.

Tasten und Pulsdiagnose

Wenn er Ihren Körper im Rahmen der Untersuchung betastet, achtet der TCM-Therapeut zum Beispiel darauf, wie straff, dick oder dünn Ihre Haut ist, oder wie sich Ihr Bauch und die Organe, die sich darin befinden, von außen anfühlen.

Ein wichtiges Mittel der Untersuchung durch Betasten ist außerdem die Pulsdiagnose – vielleicht haben Sie schon davon gehört. Der TCM-Therapeut erfühlt Ihren Handgelenkpuls, zum Beispiel, ob er eher „voll“ oder „leer“, „tiefer“ oder „oberflächlich“ ist und so weiter.

Tipp

Übrigens sagt auch einem Schulmediziner die Art, wie der Puls seines Patienten fließt, Wichtiges über dessen Gesundheitszustand. Anders als in der TCM hat das dann allerdings nichts mit den „Meridianen“, also bestimmten Energie-Leitbahnen (S. 46–48) zu tun, sondern mit der „Pumparbeit“ des Herzens.

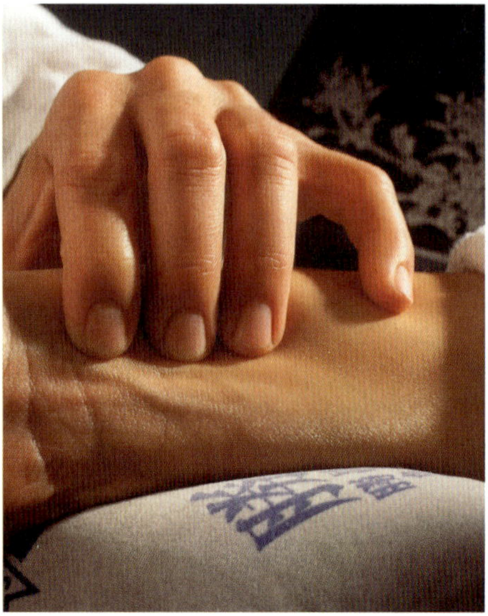

Bei der chinesischen Pulsdiagnose erspürt der TCM-Therapeut mit drei Fingern den Energiezustand des Patienten.

Die chinesische Diagnose

Die Untersuchung ergibt eine ganze Reihe von Beschwerden und Zeichen. In der Chinesischen Medizin wissen wir, dass die Zeichen und Symptome nicht in zufälligen, sondern in bestimmten, meist gleichen Kombinationen auftreten. Auf der Grundlage der TCM-Theorie gibt der TCM-Therapeut nun dieser speziellen Kombination von Beschwerden und Zeichen einen Namen – genauso wie ein Schulmediziner nach der Untersuchung die Krankheit benennt. In der TCM entspricht dieser „Name" dem sogenannten „Disharmoniemuster" (▶ Seite 27–29), also dem durch eine Störung entstandenen Ungleichgewicht.

Info

Aus der Praxis

Nehmen wir an, jemand kommt mit Kopfschmerzen in eine TCM-Praxis, und setzen wir voraus, dass eine ernste Krankheit wie etwa ein Gehirntumor als Ursache bereits ausgeschlossen wurde. Durch Befragen, Hören und Riechen, Betrachten und Betasten erfährt der TCM-Therapeut außerdem Folgendes: Der Kranke schläft unruhig, ihm ist oft schwindlig, er hört schlecht, hat einen trockenen Mund

und Hals und ist sehr reizbar. Seine Zunge ist rot, vor allem an den Rändern. Die chinesische Diagnose lautet: „Überaktivität des Leber-*Yang*". Das klingt für westliche Ohren zunächst recht exotisch, wird aber ab Seite 26 noch näher erklärt.

Würde der Kranke hingegen zusätzlich zu seinen Kopfschmerzen an Beschwerden wie Sodbrennen und Zahnfleischbluten leiden, dann müsste die Diagnose „Nässe und Hitze in Milz und Magen" lauten.

In beiden Fällen wäre die Behandlung des Patienten jeweils völlig verschieden.

Behandlung mit dem Gegenteil

Was tun Sie, wenn Ihnen zu heiß ist oder wenn Sie frieren? Die Antwort ist banal: Sie werden etwas Kaltes trinken und sich kalt abduschen beziehungsweise etwas Warmes trinken und ein heißes Bad nehmen. Genau nach demselben Prinzip geht der TCM-Therapeut vor. Wenn also ein Bereich Ihres Körpers geschwächt ist, regt er ihn an. Ist der Körperbereich „überaktiv" (siehe oben), beruhigt er ihn. Er behandelt Sie also „mit dem Gegenteil".

Gültig wie vor Jahrtausenden

Nachdem der TCM-Therapeut mit großer Sorgfalt die chinesische Diagnose gestellt hat, formuliert er ein passendes Behandlungsprinzip. Es ist der Diagnose entgegengesetzt. Auch hier weist ihm die TCM-Theorie direkt den Weg zur Praxis. Sie beschreibt genau, welche Arzneien, Nahrungsmittel und andere Maßnahmen diesem besonderen Behandlungsprinzip entsprechen. Selbst nach Tausenden von Jahren gelten die Erkenntnisse der alten Chinesen weiterhin uneingeschränkt.

Nahrung wird bei den Chinesen als Arznei angesehen. Chinesische Mediziner haben seit Tausenden von Jahren Experimente mit Nahrungsmitteln durchgeführt und entsprechende Erfahrungen gesammelt (▶ Kapitel 6).

Info

Aus der Praxis

Erinnern Sie sich an das Beispiel weiter oben? Die chinesische Diagnose lautete: „Überaktivität des Leber-*Yang*". Das Prinzip der Behandlung mit dem Gegenteil führt den TCM-Therapeuten zu Heilmitteln und -methoden, die das „*Yang*" dämpfen und auf die Leber ausgleichend wirken.

Das kann ein Sud aus bestimmten, abgekochten Arzneien („Dekokt") sein. Der chinesische Arzneischatz umfasst mehrere tausend meist pflanzliche Stoffe, die im Laufe von Jahrhunderten erforscht wurden. Trotz dieser Vielzahl von Arzneien genügen einem versierten TCM-Therapeuten etwa 250 Arzneien, um seine Patienten umfassend behandeln zu können.

Möglicherweise verschreibt er auch bestimmte Nahrungsmittel, die der Kranke vorzugsweise essen, oder solche, die er am besten meiden sollte. Wissenswertes über die Behandlungsmethoden der TCM finden Sie in den Kapiteln 3 bis 6.

Ein fremdartiger Weg

Ein seltsames und fremdartiges Vorgehen, nicht wahr? Aber wirksam! Eine Vielzahl wissenschaftlicher Untersuchungen hat den Nutzen von TCM-Behandlungen nachgewiesen. Ein TCM-Therapeut geht immer von den Beschwerden und Zeichen aus, stellt dann eine chinesische Diagnose aufgrund des vorliegenden Disharmoniemusters und legt die Behandlung fest. Das ist der Königsweg der TCM. Die Theorien der TCM muss der Therapeut dabei wie eine neue Sprache erlernen. Sie umfasst bestimmte Begriffe und feste Regeln und ist logisch und verständlich aufgebaut. Am schwierigsten ist für den Ungeübten die chinesische Diagnose. Ist sie erst einmal gestellt, ist es relativ einfach, die richtigen Behandlungsverfahren auszuwählen.

TCM und Schulmedizin ergänzen sich

So sehr sie sich auch in vielem unterscheiden: TCM und Schulmedizin sind nicht unvereinbar. In meiner Praxis erlebe ich vielmehr täglich, dass sich beide Methoden gut ergänzen.

Die TCM ist nicht allmächtig ...

Obwohl die TCM bei vielen Beschwerden sehr gut hilft, sollten wir uns davor hüten zu meinen, sie wäre allmächtig und könnte alles und jeden heilen. Die TCM eignet sich besonders für chronische Erkrankungen, bei denen der Schulmediziner keine eindeutige Ursache finden kann. Und natürlich hat sie sich ausgezeichnet bei der Vorbeugung von Krankheiten bewährt.

Ich möchte deshalb nochmals darauf hinweisen, dass ein verantwortungsvoller TCM-Therapeut vor Behandlungsbeginn eine ernste Erkrankung ausschließt. Es wäre beispielsweise ein Kunstfehler, ein Magengeschwür nur mit Akupunktur zu behandeln. In einem solchen Fall muss schulmedizinisch untersucht und behandelt, notfalls sogar operiert werden. Die Verfahren der TCM könnte ich hier bestenfalls als Unterstützung empfehlen.

... aber sie entwickelt sich ständig weiter

Dennoch – die Chinesische Medizin hat ihr Wissen und Können in den vergangenen Jahrtausenden ständig weiterentwickelt. Und auch heute noch lernen und verbessern die Chinesen ihr „Handwerk“ immer weiter – wie für ein seriöses Medizinsystem üblich. Erfreulich ist, dass auch bei uns im Westen TCM und Schulmedizin immer problemloser und erfolgreicher ineinandergreifen.

Gesundheitslehre mit langer Tradition

Für die meisten Chinesen haben ihre Vorfahren eine große Bedeutung: Man schätzt dort das Wort der Alten, deren Erfahrung. Außerdem verehren die Chinesen ihre Ahnen – als Menschen und für ihre Rolle in einem Leben, das vor dem Heute stattfand. Ganz besonders stolz sind sie auf die

Weisheit und das Wissen, das ihnen ihre Vorfahren hinterlassen haben.

Die TCM ist alt und jung zugleich

Die fruchtbarsten Entwicklungen haben sich überall dort ergeben, wo zwei unterschiedliche Arten des Denkens zusammentrafen.
(Werner Heisenberg, Atomphysiker und Philosoph, 1901 – 1976)

Wissen Sie eigentlich, wie alt die TCM ist? Sie werden überrascht sein: erst 66 Jahre. Unter TCM verstehen wir nämlich die Chinesische Medizin, wie sie heute in China an den Universitäten gelehrt wird.

Mao und die Chinesische Medizin

Als Mao Zedong mit seiner kommunistischen Partei im Jahr 1949 in China die Macht übernahm, war er zunächst gegen alles Alte. Auch die alte Medizin wurde als reaktionär und feudalistisch abgelehnt. Doch dann fand Mao heraus, dass nur 9000 Ärzte in seinem 600-Millionen-Volk in westlicher Medizin ausgebildet waren. Da machte er ausgewählte Verfahren der Chinesischen Medizin per Gesetz schnell wieder hoffähig, um die medizinische Versorgung der Bevölkerung zu gewährleisten. Er richtete neben Universitäten, an denen westliche Medizin gelehrt wurde, auch solche für die alte Medizin ein, die von da an „Traditionelle Chinesische Medizin" genannt wurde. Er bestimmte außerdem, dass beide Medizinrichtungen gleichberechtigt seien und sich zu integrieren hätten. Das bedeutet, dass in China Schulmedizin und TCM seitdem tatsächlich wirksam zusammenarbeiten.

Eine Gefahr für die Ganzheit

Die TCM, wie sie heute in China gelehrt wird und wie ich sie in diesem Buch vorstelle, hat natürlich ihre Wurzeln in der alten Medizin: Ihre wichtigsten Prinzipien werden weiter gelehrt. Verworfen haben die modernen chinesischen Ärzte hauptsächlich Schamanenbräuche wie zum Beispiel Geisterbeschwörungen. Allerdings halte ich es für problematisch, dass sich in China seit einiger Zeit in der TCM das westliche Facharztdenken ausgebreitet hat. Die fünf Verfahren der Chinesischen Medizin – Arzneitherapie, Akupunktur und Moxibustion, Tuina, Qigong und Ernährungslehre – werden dadurch auseinandergerissen. Es gibt TCM-Therapeuten, die nur akupunktieren und solche, die nur massierend behandeln. Eigentlich widerspricht das dem Grundsatz der Ganzheitlichkeit.

Zeit zur Rückbesinnung

Wir tun heute gut daran, uns bei aller Weiterentwicklung und wissenschaftlichen Auseinandersetzung mit der TCM auf ihre Grundlagen zu besinnen: Der TCM-Therapeut soll nach ganzheitlichem Prinzip behandeln und zwar mit den Methoden, die zu dem jeweiligen Kranken am besten passen. Deshalb begrüße ich es, dass es inzwischen wieder eine Kursänderung in die alte Richtung gibt. Immer mehr TCM-Therapeuten bieten wieder alle Heilverfahren an.

Die Ursprünge der Chinesischen Medizin

Bereits chinesische „Steinzeit-Ärzte" behandelten Kranke im Sinne der heutigen TCM: Archäologen fanden Steinnadeln, die nachweislich zu Heilzwecken verwendet wurden. Später, in der Bronze- und Eisenzeit, lösten immer feinere Metallnadeln die alten ab. Auch die Moxa-Behandlung (▶ Seite 109–119) setzten Heilkundige bereits in sehr früher Zeit ein, um Kranken zu helfen. Ebenso Naturstoffe wie zum Beispiel Pflanzen, Mineralien und tierische Bestandteile.

Ungefähr im 5. Jahrhundert vor Christus entwickelten sich dann die beiden ersten und wichtigsten philosophischen Schulen in der chinesischen Kultur: der Konfuzianismus und der Taoismus. Sie waren entscheidend für die Entwicklung der Chinesischen Medizin.

Die Morallehre des Konfuzius

Konfuzius wurde 552 vor Christus geboren und lebte in einer politisch unruhigen Zeit, in der Sitten und Moral immer mehr verfielen. Er studierte die alten Schriften und entwickelte auf dieser Grundlage seine Moral- und Soziallehre. Darin beschreibt er Regeln für eine tadellose Lebensführung, sowohl für die Regierenden als auch für das Volk. Für die Chinesische Medizin von Bedeutung ist die Fünf-Elemente-Lehre (▶ Seite 30–32), die zum großen Teil im Konfuzianismus ihre Wurzeln hat.

Das Tao Te King des Laotse

Der Legende nach soll Laotse sein philosophisches Werk einem Grenzsoldaten diktiert haben, bevor er, verkehrt herum auf einem Wasserbüffel reitend, China für immer verließ.

Im völligen Gegensatz zum Konfuzianismus steht der Taoismus, der auf seinen legendären Begründer Laotse (vermutlich 4. oder 3. Jahrhundert vor Christus) zurückgeht. Während Konfuzius genaue Lebensregeln vorgab, äußerte sich Laotse in seiner Philosophie sehr theoretisch. Hauptwerk des Taoismus ist das berühmte „*Tao Te King*". Dem Taoismus geht es um die Harmonie zwischen Mensch und Kosmos. Hier hat die Theorie von *Yin* und *Yang* ihren Ursprung. Bis in unsere Tage sind der Konfuzianismus und der Taoismus, zusammen mit dem Buddhismus, der später aus Indien und Tibet kommend Einfluss ausübte, die Säulen der Kultur und des täglichen Lebens in China. Vor diesem Hintergrund sind auch die Theorien und Denkmodelle der Chinesischen Medizin zu verstehen.

Die Väter der Heilkunst

In der chinesischen Medizingeschichte gab es viele berühmte Ärzte. Sie haben eine Reihe von klassischen Werken verfasst, die bis in die heutige Zeit hinein wirken.

Huang Di, der „Gelbe Fürst"

Huang Di, der „Gelbe Fürst", ist einer der mythischen Herrscher des alten China. Ihm wird das erste bekannte Buch der Chinesischen Medizin zugeschrieben, das „*Huang Di Nei Jing*" (Aussprache: „Huang Di Nai Tsching"). Übersetzt heißt das „*Der Klassiker des Gelben Fürsten über innere Medizin*". Es entstand in den Jahren zwischen 500 und 300 vor Christus. Das *Huang Di Nei Jing* bildet die Grundlage für alle späteren medizinischen Klassiker, ist also eine Art „Bibel" der Chinesischen Medizin.

Die heutige Ausgabe enthält allerdings auch viel neues Material, das im Lauf der Jahre hinzugefügt wurde.

Hua Tuo, der „Gott der Chirurgie"

Im zweiten Jahrhundert nach Christus lebte der berühmte Arzt Hua Tuo, der heute noch als „Gott der Chirurgie" verehrt wird. Ihm wird nachgesagt, ein wirksames Betäubungsmittel entwickelt und so schmerzlose Operationen durchgeführt zu haben. Leider ist nicht überliefert, woraus dieses Mittel bestand.

Zhang Zhong-Jing, der „Hippokrates des Ostens"

Ein Zeitgenosse Hua Tuos ist der berühmte Arzt Zhang Zhong-Jing (Aussprache: „Dschang Dschung-Dsching"), der zu Recht als der „Hippokrates des Ostens" bezeichnet wird. Ihm verdankt die Chinesische Medizin wichtige Beiträge zur Arzneitherapie. Sein Hauptwerk heißt *„Shang Han Lun"*, ein Klassiker über Erkrankungen, die durch Kälte entstehen. Auch die japanische Pflanzenheilkunde, die sogenannte Kampo-Medizin, geht in wesentlichen Teilen auf diesen Klassiker zurück.

Anfang des 16. Jahrhunderts lebte ein Mann namens Li Shi-Zhen (Aussprache: „Li Schi-Dschen"). Er schrieb alle bis dahin bekannten pflanzlichen und anderen Naturstoffe auf, die sich für Heilzwecke eigneten. So entstanden 50 Bände über Arzneitherapie mit mehreren tausend Rezepturen.

Die TCM erobert die Welt

Bis heute hat sich die Chinesische Medizin stets weiterentwickelt. Zunächst waren viele Schulmediziner der TCM gegenüber misstrauisch. Mittlerweile ist ihre Wirksamkeit jedoch bewiesen. Sie ist dabei, sich auf der ganzen Welt zu verbreiten. Heute untersuchen auch außerhalb Chinas zahlreiche Kliniken, TCM-Praxen und Forschungsinstitute, wie die TCM wirkt. Viele TCM-Schulen geben die Methoden weiter. Diese Entwicklung ist im Interesse der Gesundheit aller Menschen sehr begrüßenswert.

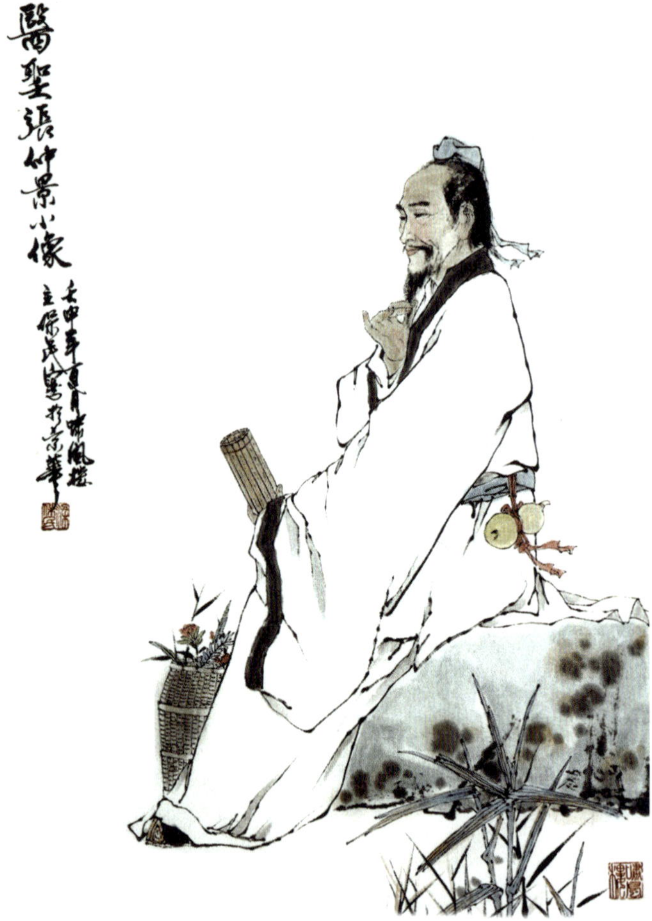

Bereits um 220 nach Christus verfasste der berühmte chinesische Arzt Zhang Zhong-Jing eines der Grundwerke der Arzneitherapie. Das aus zehn Kapiteln bestehende Buch beschreibt im Wesentlichen die Stadien und Untersuchungsmethoden von Erkältungskrankheiten.

Fünf Theorien als Grundlage

Im nächsten Kapitel werde ich Ihnen die fünf wichtigsten Theorien vorstellen, auf die sich die TCM stützt. Ich bitte Sie schon im Voraus, daran nicht mit westlicher Logik heranzugehen. Die chinesischen Denkmodelle dienen dazu, einen Menschen in seiner Ganzheit zu erfassen, und ihn, falls er Beschwerden hat, in Bezug auf seine Krankheit zu beschreiben. Sind Sie gesund, gibt Ihnen die TCM Ratschläge, und praktische Anleitungen, wie Sie es bleiben können. Sind Sie krank, zeigt sie Ihnen verschiedene Wege, die zu Ihrer Heilung führen können.

Fremdes wird oft zunächst abgelehnt

Die fremdartige Ausdrucksweise in den Denkmodellen der TCM wirkt unter Umständen zunächst etwas irritierend. Denn leider reagieren wir Menschen oft so, dass wir das, was wir nicht kennen, erst einmal negativ bewerten. So ist ein Teil der Ablehnung, die die TCM hierzulande vor allem unter Schulmedizinern erfahren hat, wohl auch auf ihre ungewöhnliche Begrifflichkeit zurückzuführen. Doch mittlerweile sind viele Wirkungen der TCM wissenschaftlich erklärbar und sogar bewiesen. Ein Beispiel: Die Reizung bestimmter Hautstellen kann auf weit entfernte Körpergebiete wirken. Die Erklärung: Unsere oberflächlichen Nerven verbinden die Haut mit Gehirn und Rückenmark und den Nervensträngen in tiefer liegenden Regionen. Deshalb sind viele Schulmediziner inzwischen der TCM gegenüber nicht mehr so skeptisch, sie erkennen deren Erfolge immer mehr an.

Den Horizont erweitern

Im folgenden Kapitel werden die Denkmodelle der TCM-Theorie leicht verständlich dargestellt. Wenn Sie sich darauf einlassen, werden Sie eine neue Art und Weise kennenlernen, die Welt zu betrachten – nicht als Ersatz für unsere gewohnte Sichtweise, sondern als sinnvolle Ergänzung dazu. Ich finde, mithilfe der TCM-Theorie können wir alle unseren Horizont erweitern, um noch etwas vollständiger und bewusster zu werden.

Beim Lesen der folgenden Theorien bedenken Sie bitte, *dass vieles von dem, was wir als außergewöhnlich empfinden, an einem anderen Ort nur das von uns nicht verstandene oder nicht erfahrene Gewöhnliche ist.* (Ted Kaptchuk, *Das große Buch der Chinesischen Medizin*)

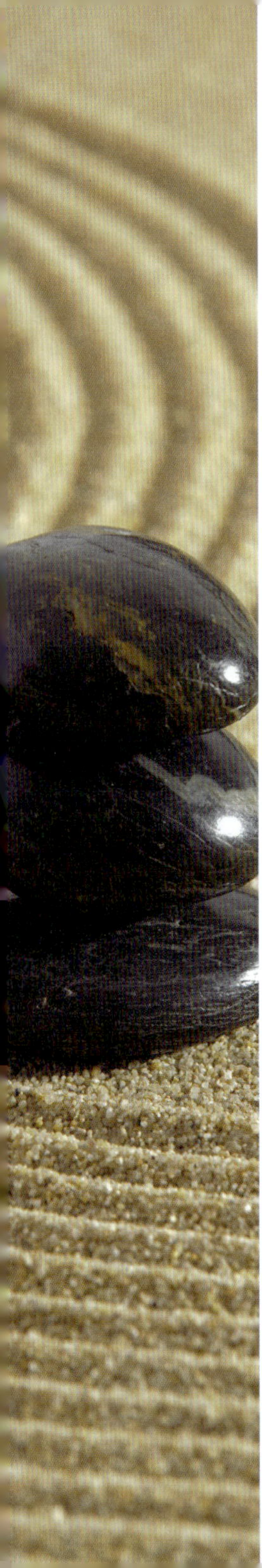

2 Die Lehre von Harmonie und Ganzheit

Der „goldene Mittelweg" ist nicht nur bei uns im Westen sprichwörtlich. Auch in der überlieferten Chinesischen Heilkunst wird betont: Nur wer die Extreme meidet, bleibt gesund und „in seinem eigenen Zentrum". Dort findet er sich selbst, als untrennbare Einheit von Körper, Geist und Seele.

Yin und Yang – Gleichklang der Gegensätze

Vieles in unserer Welt hat ein Gegenstück. Doch beide Seiten schließen sich nicht aus, vielmehr braucht die eine die jeweils andere. Denn ohne die Nacht könnte es keinen Tag geben, ohne das Leid keine Freude und ohne den Tod kein Leben. Die Gegensätze gehören untrennbar zusammen, bilden ein Ganzes, wie die zwei Seiten einer Münze. Diese Vorstellung der alten Chinesen findet sich auch in den Wurzeln unserer Kultur. Heraklit, ein griechischer Philosoph, der um 500 vor Christus lebte, schrieb dazu: *Ein und dasselbe ist Lebendiges und Totes und Wachendes und Schlafendes und Junges und Altes; denn dies schlägt um und ist jenes, und jenes wiederum schlägt um und ist dies.*

Wir lernen durch Unterscheiden

Der menschliche Verstand funktioniert im Grunde überall auf der Welt gleich. Wir alle nehmen die Wirklichkeit wahr, indem wir sie an inneren Maßstäben messen. Diese Maßstäbe haben wir aufgrund von gegensätzlichen Sinneseindrücken entwickelt. Ein Beispiel: Ein Baby ertastet zwei Becher mit Milch. Es stellt fest, dass das eine Gefäß heiß ist, das andere kalt. Auf diese Weise lernen Kinder im Fernen Osten wie im Westen die Welt kennen: indem sie unterscheiden und bewerten.

Doch die Gegensätze helfen uns nicht nur zu lernen. Ohne sie wäre die Welt nicht so, wie sie ist. Die eine Seite der Dinge kann es ohne die andere nicht geben.

- Geht es nicht auch Ihnen so, dass Sie ein Haus als „groß“ empfinden, nur weil sie ein anderes als „klein“ ansehen?
- Wie könnte etwas „rechts“ stehen, gäbe es kein „Links“?
- Wie könnte Ihr Glas mit dem „guten Wein“ „voll“ sein, wenn es nicht zuvor „leer“ gewesen wäre?

- Wie könnte der Himmel „über“ Ihnen sein, wäre die Erde nicht „unter“ Ihnen?
- Und wie könnten Sie jemals mit etwas zufrieden sein, wenn Sie nicht auch wüssten, was Unzufriedenheit bedeutet?
- Könnten Sie tatsächlich eine Tat als „gut“ empfinden, gäbe es da nicht auf der anderen Seite auch die „schlechten“?

Yin und Yang – Gegensätze bilden ein Ganzes

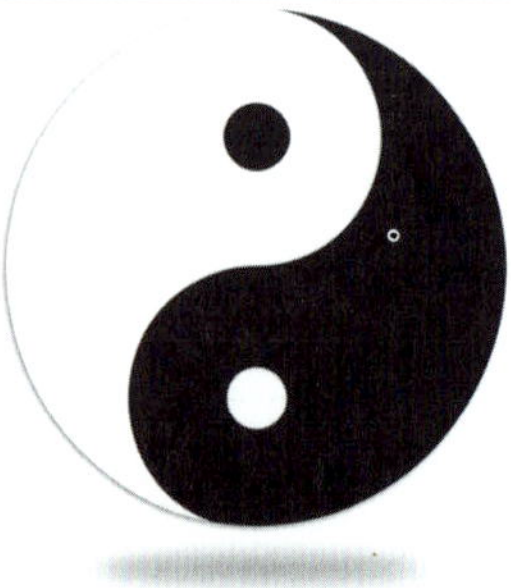

Das *Yin-Yang*-Symbol: Die Gegensätze bilden ein Ganzes.

Die Theorie von *Yin* und *Yang* und die vier Theorien, die im Folgenden beschrieben werden, sind zu verschiedenen Epochen im alten China entstanden. Sie gehören zwar zu einem geschlossenen System, bauen aber nicht unbedingt aufeinander auf.

Die alten Chinesen gaben diesen zwei Seiten, die alles haben, Namen: „*Yin*“ und „*Yang*“. Alle möglichen Gegensatzpaare lassen sich unter die beiden Begriffe *Yin* und *Yang* einordnen. *Yin* bezeichnet die weibliche Seite und *Yang* die männliche. *Yin* steht für Eigenschaften wie zum Beispiel dunkel, kalt und passiv, *Yang* für hell, warm und aktiv. *Yin* ist die Nacht, *Yang* der Tag. Die Liste der Gegensatzpaare lässt sich unendlich fortsetzen, wenn man das Prinzip verstanden hat. In der Tabelle 3 finden Sie die Zusammenstellung einiger Begriffe, um Sie ein bisschen auf diese Denkweise einzustimmen.

Will man das Prinzip von *Yin* und *Yang* verstehen, ist es wichtig, beide nicht als „Gegner“ zu betrachten, die sich bekämpfen. Vielmehr gehören die Gegensätze dieser Welt nach chinesischer Auffassung untrennbar zusammen. Nur gemeinsam bilden sie das „Ganze“.

Yin und *Yang* sind außerdem keine festen Eigenschaften – vielmehr wechseln sie laufend und gehen ineinander über: Meine Hand ist wärmer *(Yang)* als die Wand, aber kälter *(Yin)* als die Teetasse. Lege ich die warme Hand *(Yang)* in kühles Wasser, wird sie schließlich kalt *(Yin)*.

Tabelle 3 Bedeutungen von *Yin* und *Yang*

Yin	Yang
Weiblich	Männlich
Innen	Außen
Weich	Hart
Nachgiebig	Aggressiv
Dunkel	Hell
Feucht	Trocken
Kalt	Heiß
Feststehend	Dynamisch
Negativ	Positiv
Passiv	Aktiv
Unbewusst	Bewusst
Verliebt sein	Arbeiten
Mond	Sonne
Erde	Himmel
Das Empfangende	Das Schöpferische
Musik	Lärm

In der TCM ist das Gegensatzpaar *Yin* und *Yang* von außerordentlicher Bedeutung sowohl für die Lebensweise von Gesunden als auch für die Untersuchung und die Diagnose, falls Beschwerden vorliegen.

Yin und *Yang* sind in sich nochmals geteilt: Eine Frau zum Beispiel ist *Yin*. Sie kann aber auch manchmal durchaus aggressiv, also *Yang* sein. In diesem Fall ist sie *Yang* im *Yin*. Ebenso kann ein Mann *(Yang)* in friedvoller Stimmung, also *Yin* sein. Er ist dann *Yin* im *Yang*.

Gesundheit bedeutet Gleichgewicht

Sie sind also gesund im Sinne dieser Theorie, wenn Ihr *Yin* und Ihr *Yang* auf den verschiedenen Ebenen im Gleichgewicht zusammenwirken. Wird dieses Gleichgewicht gestört, werden Sie krank. Gesundheit bedeutet also innerhalb dieser Theorie Harmonie, Krankheit Disharmonie der Gegensätze.

Die Ordnung wiederherstellen

Falls Sie Beschwerden haben, ist das möglicherweise ein Zeichen dafür, dass bei Ihnen zurzeit das Gleichgewicht zwischen *Yin* und *Yang* aus dem Lot geraten ist. Das Ziel Ihres TCM-Therapeuten ist es dann, die Ordnung wiederherzustellen. Das gesunde Gleichgewicht ist jedoch nicht starr und für alle Zeit feststehend, es ist vielmehr in Bewegung. Denn *Yin* und *Yang* wandeln sich stetig ineinander um.

Die Grenze ist fließend

Das natürliche, harmonische Ineinander-Übergehen von *Yin* und *Yang* geschieht in regelmäßigen Kreisläufen, zum Beispiel im Tagesrhythmus oder im Jahresrhythmus. Einmal herrscht das *Yin* vor, ein anderes Mal wiederum das *Yang*. Solange sich diese „Schwerpunktverschiebung" im natürlichen Rahmen hält, ist alles in Ordnung.

Info

Der Yin-Yang-Rhythmus des Tages

Tagsüber herrscht das *Yang*: es ist hell und warm, Sie sind voll Tatkraft, aktiv. Mittags erreicht das *Yang* seinen Höhepunkt, das *Yin* seinen tiefsten Stand. Ab diesem Zeitpunkt beginnt Ihre Energie *(Yang)* abzunehmen. Das *Yin* wächst an. Es nimmt weiter zu, bis es nachts den *Yang*-Aspekt überwiegt.

Die Nacht ist kühl und dunkel. Sie sind eher passiv, wollen sich ausruhen: Das *Yin* herrscht. Um Mitternacht erreicht es seinen höchsten Stand, das *Yang* seinen niedrigsten. Ab diesem Zeitpunkt nimmt das *Yin* ab und das *Yang* nimmt wieder zu. Der „ewige" Kreislauf beginnt wieder von Neuem.

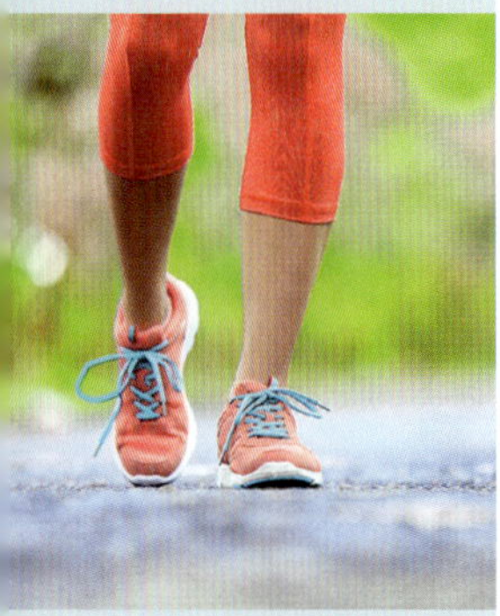

Tagsüber herrscht in uns das *Yang*: Wir sind voller Tatkraft und Dynamik.

Wie Ungleichgewicht entsteht

Die Harmonie von *Yin* und *Yang* kann aus verschiedenen Gründen gestört werden. Verantwortlich hierfür sind Störungen von außen oder innen, die „Disharmonisierenden Kräfte", die ich ab Seite 57 vorstellen werde.

Wenn das Yin das Yang verbraucht

Hier ein typisches Beispiel für eine Störung durch äußere Faktoren: Es ist Herbst, nasskaltes Wetter. Sie gehen spazieren und sind nur unzureichend bekleidet. Sie spüren, wie

Nässe *(Yin)* und Kälte *(Yin)* förmlich in Ihren Körper eindringen und Ihnen die Wärme (Yang) nehmen. Das *Yin* in Ihnen verbraucht das *Yang*, die Harmonie ist gestört. Dann passiert es, dass das *Yin* überschießt – jeder von uns hat das schon erlebt: Sie frösteln, Ihre Nase läuft mit dünnem, wässrigem Sekret, Sie fühlen sich matt und krank. Sie haben sich erkältet.

Wenn Sie abends nicht „loslassen" können

Auch hier ein typisches Beispiel dafür, wie innere Faktoren das Gleichgewicht von *Yin* und *Yang* stören können: Sie sind schon morgens nervös und gereizt, das *Yang* überwiegt. Den ganzen Tag passieren unvorhergesehene, zum Teil unangenehme Dinge, Ihre Erregung *(Yang)* wächst noch weiter. Am Abend, der eigentlich zum Ausruhen *(Yin)* gedacht ist, will es Ihnen dann einfach nicht gelingen abzuschalten, denn Sie sind innerlich einfach viel zu aufgewühlt *(Yang)*. Dieses *Yang* verbraucht Ihr *Yin*, Sie kommen einfach nicht zur Ruhe.

Wenn Sie über einen längeren Zeitraum in einem solchen Stresszustand bleiben, können typische *Yang*-Beschwerden wie zum Beispiel Kopfschmerzen, gerötete Augen, Ohrensausen, ein nervöser Magen, Verdauungsbeschwerden oder Schlafstörungen entstehen.

Zwei Paare, die Störungen anzeigen

Wie schon erwähnt, kommen Beschwerden immer in bestimmten Kombinationen vor, den Disharmoniemustern. So ist es auch in der Theorie von *Yin* und *Yang*. Aus den Gegensatzpaaren Kälte-Hitze, Leere-Fülle und den Oberbegriffen *Yin* und *Yang* ergeben sich vier mögliche Disharmoniemuster, das heißt Störungen (▶ Tabelle 4).

Wenn man (dem natürlichen Lauf von) Yin und Yang folgt, dann (kann man) leben, wenn man ihm zuwiderhandelt, dann (muss man) sterben. (Huang Di Nei Jing)

Tabelle 4 Die vier Disharmoniemuster

	Fülle	Leere
Hitze	Fülle-Hitze	Leere-Hitze oder *Yin*-Mangel
Kälte	Fülle-Kälte	Leere-Kälte oder *Yang*-Mangel

Ob bei Ihnen eine Hitze- oder Kälte-Störung vorliegt, können Sie später mithilfe der chinesischen Selbstdiagnose überprüfen (▶ Tabelle 19 auf Seite 67). Dort wird auch beschrieben, wie Sie die Behandlung Ihres TCM-Therapeuten unterstützen können.

Fülle-Hitze

Dieser Zustand entsteht, wenn aus irgendeinem Grund (siehe Beispiel oben auf Seite 27) das *Yang* (Hitze) übermäßig (Fülle) wird. Das übermäßige *Yang* verbraucht das *Yin* (Kälte). Es ist also mehr *Yang* und weniger *Yin* vorhanden, als normal wäre. Ursache für die Hitze ist ein *Yang* in Fülle. Deshalb heißt dieses Disharmoniemuster, das auf Seite 29 oben abgebildet ist, „Fülle-Hitze". Sie wissen bereits aus dem vorigen Kapitel, dass ein TCM-Therapeut nun „mit dem Gegenteil" behandeln muss. Ziel der Behandlung ist, das überschießende *Yang* zu dämpfen, also die Hitze zu kühlen. Außerdem wird er in einem solchen Fall das *Yin* unterstützen. Die TCM-Methoden, die hierfür zur Verfügung stehen, werden ausführlich ab Seite 68 beschrieben.

Leere-Hitze

Auch dies ist ein Hitze-Zustand, weil auch hier das *Yang* stärker ist als das *Yin*. In diesem Fall liegt aber die Ursache beim *Yin* – es ist aus irgendeinem Grund geschwächt (Leere). Das *Yang* ist in diesem Fall jedoch in normalem Maß vorhanden – es überwiegt nur dadurch, dass das *Yin* so schwach ist. Wir sprechen daher von einer Disharmonie der „Leere-Hitze", wie sie auf Seite 29 oben abgebildet ist. Dieser Zustand heißt auch *Yin*-Mangel. In diesem Fall muss ein TCM-Therapeut nur das *Yin* stärken, damit das Gleichgewicht wiederhergestellt wird – um das *Yang* braucht er sich nicht zu kümmern.

Dass zu viel „*Yang*" ungesund ist, davon kündet auch das folgende chinesische Sprichwort: *Werde nie zornig! Sonst könntest Du an einem einzigen Tag das Holz verbrennen, das Du in vielen sauren Wochen gesammelt hast.*

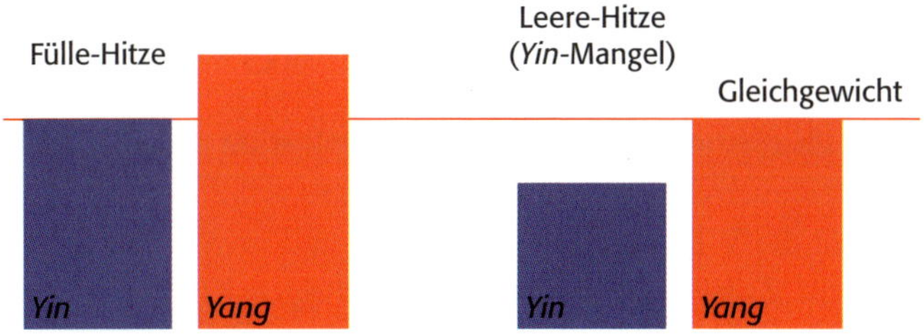

Die Hitze-Disharmoniemuster: Wenn das *Yin* schwach ist, überwiegt das *Yang* – die „Hitze".

Fülle-Kälte

Gewissermaßen das Spiegelbild zur Fülle-Hitze ist die „Fülle-Kälte-Disharmonie". Dieses Muster ist in der Abbildung unten zu sehen. Hier schießt das *Yin* (Kälte) über das normale Maß hinaus (Fülle) und verbraucht das *Yang*. Also ist zu viel *Yin* vorhanden und zu wenig *Yang*. Das überschießende *Yin* muss gedämpft, das schwache *Yang* muss gefördert werden.

Leere-Kälte

Dieses Disharmoniemuster ist das Gegenstück zur Leere-Hitze. Das *Yin* bleibt normal, aber das *Yang* schwindet. Das *Yin* (Kälte) ist stärker, aber eben nur deshalb, weil das *Yang* so schwach ist (Leere). Aus diesem Grund heißt dieses Disharmoniemuster „Leere-Kälte" auch „*Yang*-Mangel" (siehe Abbildung unten). Behandelt, also gestärkt, wird in diesem Fall verständlicherweise nur das *Yang*.

Typisch für die „Leere-Kälte" sind zum Beispiel folgende Beschwerden und Zeichen: stumpfweiße Gesichtsfarbe, dumpfer Schmerz, der durch Druck gelindert wird, ein schwacher, langsamer Puls und ein dünner weißlicher Belag auf der Zunge.

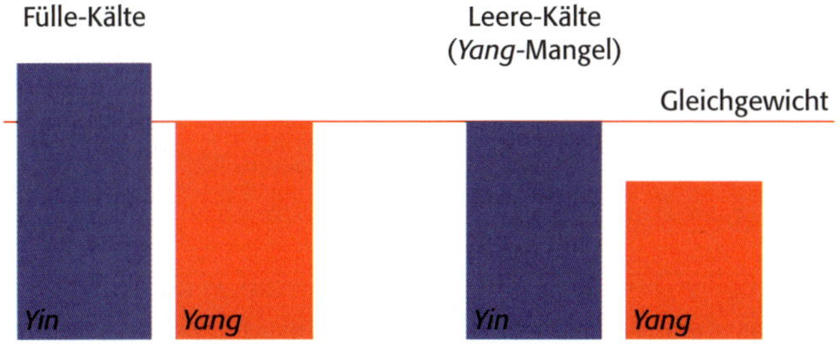

Die Kälte-Disharmoniemuster: Bei zu wenig *Yang* (Wärme) herrscht das *Yin* (Kälte) vor.

Das Rad der Wandlungen

Das Leben ist ständig im Fluss, Stillstand wäre der Tod. Das wussten auch die alten Chinesen. Und so schufen sie ein Modell der Welt, das diese nicht starr und unveränderlich darstellt. Es ist vielmehr Sinnbild des ewigen Kreislaufs der Veränderungen und letztlich auch ein Symbol unserer eigenen Vergänglichkeit.

Die Fünf Wandlungsphasen

Man vermutet, dass die Theorie der Fünf Wandlungsphasen erst nach der Theorie von *Yin* und *Yang* entstanden ist. Sie hat ihre Wurzeln in der Weltanschauung des Konfuzius. Deshalb wandten die alten Chinesen sie zunächst in der gesellschaftlichen Ethik und in der Politik an. Erst später entdeckte die Chinesische Medizin diese Theorie. Sie ist, wie schon erwähnt, im *Huang Di Nei Jing* beschrieben (▶ Seite 18).

Im Westen sehr beliebt

Als die Chinesische Medizin zu uns in den Westen kam, wurde zunächst eigentlich nur die Akupunktur bekannt. Unsere damaligen Therapeuten hielten sie für die wichtigste Behandlungsform – und die Theorie von den Fünf Wandlungsphasen fälschlicherweise für die wichtigste Theorie der TCM. Die Akupunktur hat sich deshalb bei uns im Westen, besonders in den vergangenen 50 Jahren, ganz eigenständig entwickelt.

In der TCM spielt die Theorie von den Fünf Wandlungsphasen nicht die wichtigste Rolle. Die Chinesen setzen sie vor allem auf zwei Gebieten ein:

- um geeignete Akupunkturpunkte auszuwählen,
- in der Ernährungslehre.

Ich möchte Ihnen die Theorie von den Fünf Wandlungsphasen vor allem deshalb vorstellen, weil die Art und Weise, wie damit die Wirklichkeit betrachtet wird, sehr interessant und vielschichtig ist.

Waagrechtes und senkrechtes Weltbild

Wenn Sie die Tabelle 5 auf Seite 32 waagrecht von links nach rechts lesen, erkennen Sie problemlos eine auch für uns logische Ordnung: In der ersten Zeile finden Sie die Jahreszeiten Frühling, Sommer, Herbst und Winter, in der zweiten die verschiedenen Himmelsrichtungen und so weiter.

Eine neue Ordnung entsteht

Die Fünf Wandlungsphasen Holz, Feuer, Erde, Metall und Wasser fügen dem Ganzen ein neues Ordnungssystem hinzu: Sie verknüpfen die Begriffe senkrecht. Innerhalb dieser Theorie hängt also eine bestimmte Jahreszeit mit der dazugehörigen Himmelsrichtung, der passenden Farbe, einem Geschmack, einem Klima und so weiter zusammen. Man darf das wohl so verstehen: Die alten Chinesen betrachteten die Natur und stellten bestimmte Zusammenhänge fest. Diese Beobachtungen beschrieben sie als Muster, das in der Medizin die Beziehungen zwischen den Organen „*Zang Fu*“ (Aussprache und Beschreibung ▶ Seite 50–51) und deren Funktionen erklärt.

In der TCM-Literatur werden die Fünf Wandlungsphasen oft auch die „Fünf Elemente“ genannt. Die Experten streiten sich immer noch, welche Bezeichnung treffender ist.

Vertrautes und Fremdartiges

Manches an dieser neuen Ordnung ist Ihnen sicher vertraut: zum Beispiel, dass der Frühling zur Farbe Grün und zur Geburt als Entwicklungsphase gehört. Vieles mag Ihnen jedoch unverständlich und fremdartig erscheinen. Als TCM-Therapeut geht mir aber oft „ein Licht auf“, wenn ich die senkrechte Ordnung im Einzelnen betrachte. Zum Beispiel treten tatsächlich Leber- und Augenerkrankungen (Wandlungsphase „Holz“) oft gemeinsam auf. Dass ein Kranker mit Entzündung der Magenschleimhaut oft auch übermäßig viel nachdenkt (Wandlungsphase „Erde“), ist schon leichter verständlich. Tatsache ist auch, dass jemand oft gleichzeitig an Störungen der Nierenfunktion und an Ohrgeräuschen leidet (Wandlungsphase „Wasser“).

Tabelle 5 Waagrechtes und senkrechtes Weltbild

Wandlungsphasen	Holz	Feuer	Erde	Metall	Wasser
Jahreszeiten	Frühling	Sommer	Nachsommer	Herbst	Winter
Himmelsrichtungen	Ost	Süd	Mitte	West	Nord
Farben	Grün	Rot	Gelb	Weiß	Schwarz
Geschmack	Sauer	Bitter	Süß	Pikant	Salzig
Klima	Wind	Hitze	Feuchtigkeit	Trockenheit	Kälte
Entwicklungsphasen	Geburt	Wachstum	Umwandlung	Ernte	Speicher
Zahlen	8	7	5	9	6
Planeten	Jupiter	Mars	Saturn	Venus	Merkur
Lebewesen	Fische	Vögel	Menschen	Säugetiere	Schalentiere
Haus- und Nutztiere	Schafe	Hühner	Rinder	Hunde	Schweine
Getreidesorten	Weizen	Bohnen	Reis	Hanf	Hirse
Zang-Organe	Leber (*Gan*)	Herz (*Xin*)	Milz (*Pi*)	Lunge (*Fei*)	Niere (*Shen*)
Fu-Organe	Gallenblase (*Dan*)	Dünndarm (*Xiaochang*)	Magen (*Wei*)	Dickdarm (*Dachang*)	Blase (*Pangguang*)
Sinnesorgane	Augen	Zunge	Mund	Nase	Ohren
Gewebe	Sehnen	Gefäße	Muskeln	Haut	Knochen
Emotionen	Jähzornig	Freudig	Nachdenklich	Traurig	Ängstlich
Geräusche	Schreien	Lachen	Singen	Weinen	Stöhnen
Äußere Erscheinung	Nägel	Gesicht	Lippen	Kopfhaar	Körperhaare
Yin und *Yang*	Kleines *Yang*	Starkes *Yang*	Mitte	Kleines *Yin*	Starkes *Yin*

Zyklen der Erzeugung und Kontrolle

Die ewige Wandlung der Dinge – und damit die Vergänglichkeit auch unseres Seins beschreibt Laotse in einfachen Worten: *Ins Leben treten heißt auch, in den Tod eingehen.*

Wie der Name „Wandlungsphasen" schon sagt, stehen die einzelnen Elemente Holz, Feuer, Erde, Metall und Wasser nicht unabhängig nebeneinander, sie befinden sich vielmehr in dynamischen Beziehungen zueinander. Die Theorie von den Fünf Wandlungsphasen beschreibt dabei zwei wichtige Kreisläufe innerhalb der Fünf Elemente, die ihnen jeweils zugeordnet sind:

- den „Zyklus der gegenseitigen Erzeugung“ und
- den „Zyklus der gegenseitigen Kontrolle“.

„Mutter“ Erde gebiert „Sohn“ Metall

Der Zyklus der Erzeugung beschreibt, wie die einzelnen Wandlungsphasen harmonisch ineinander übergehen, sich ineinander (ver-)wandeln. Zum Beispiel entwickelt sich der Frühling zum Sommer, zum Herbst und schließlich zum Winter – der sich wiederum zum Frühling wandelt. Ebenso folgt der Geburt das Wachstum, dem Osten der Süden und so fort. Im Norden schließt sich der Kreis und fängt mit dem Osten von Neuem an. Nach Vorstellung der alten Chinesen „erzeugt“ die jeweils vorangehende Wandlungsphase, die „Mutter“, die jeweils folgende, den „Sohn“. Auch hier kommt es darauf an, dass die Phasen einander harmonisch ablösen, nur dann herrscht Ordnung. Für die Medizin bedeutet dies: Laufen die Zyklen harmonisch ab, bleibt der Mensch gesund. Wird der Kreislauf ungleichmäßig, entsteht Krankheit.

Wasser kontrolliert Feuer

Die Fünf Wandlungsphasen beinhalten noch einen zweiten dynamischen Kreislauf: den Zyklus der Kontrolle. Die Abbildung auf Seite 34 zeigt, wie in diesem Kreislauf ein Element das jeweils übernächste kontrolliert:

- Holz kontrolliert Erde – mit einem Holzwerkzeug wird die Erde bearbeitet.
- Erde kontrolliert Wasser – Land begrenzt Wasser.
- Wasser kontrolliert Feuer – es kann Brände löschen.
- Feuer kontrolliert Metall – im Ofen schmilzt es das Metall.
- Metall wiederum kontrolliert Holz – die Axt fällt den Baum.

Wieder schließt sich der Kreis. Es herrscht Ordnung, wenn ein Element das übernächste ausreichend kontrolliert, und

Das Gleichgewicht der Elemente untereinander reguliert sich selbst: Das Holz kontrolliert zwar die Erde, aber diese bringt das Metall hervor – das wiederum das Holz kontrolliert. Auch zwischen den beiden Zyklen der Erzeugung und der Kontrolle bestehen also Verbindungen.

wenn es selbst vom vorletzten Element genügend kontrolliert wird. Andernfalls ist der natürliche Ablauf gestört.

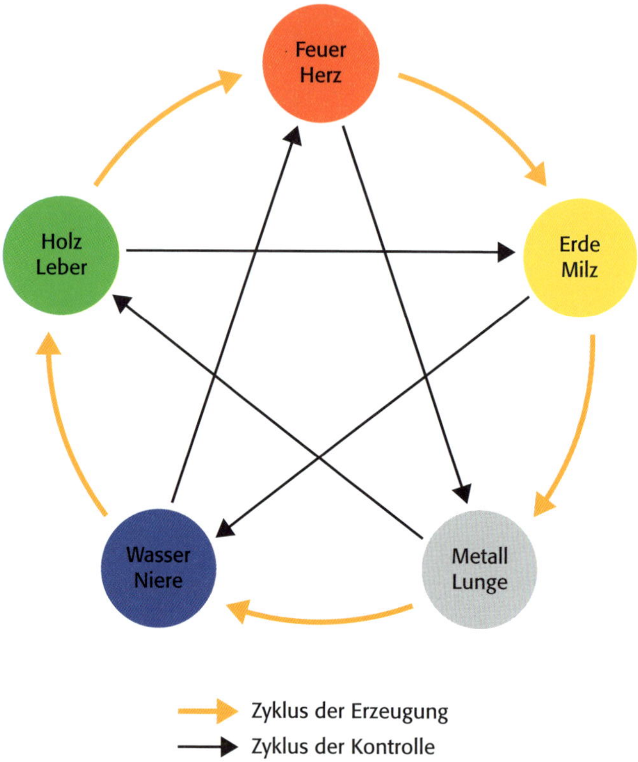

Die Zyklen der Elemente: Ein Element erzeugt das nächste und kontrolliert das übernächste.

Wenn das Rad ins Stocken gerät

Störungen der Harmonie, die den reibungslosen Übergang zwischen den Wandlungsphasen unterbrechen, können drei verschiedene Ursachen haben:

- Ein Element ist zu schwach.
- Ein Element kontrolliert ein anderes zu stark.
- Ein Element schafft es nicht, seine Kontrollaufgabe gegenüber einem anderen ausreichend wahrzunehmen.

Ein Element ist zu schwach

Ein Element kann deshalb schwach sein, weil es im Sinne des Zyklus der Erzeugung von seiner „Mutter“ nicht ausreichend „genährt“ wird. Auf die TCM übertragen bedeutet das: Wenn die Nierenfunktion (Wasser) eines Menschen gestört ist, kann das an einer Schwäche der Lunge (Metall) liegen. Tatsächlich lässt sich dieser Zusammenhang zum Beispiel bei Patienten mit chronischem Asthma nachweisen.

Ein Element wird zu stark

Aber auch ein Element, das zu stark wird, kann Schaden anrichten. Dann überwindet es die Kontrolle, die das vorletzte Element eigentlich ausüben sollte. Und es übertreibt seinerseits die Kontrolle des übernächsten Elements.

Ein Beispiel: Ist die Leber (Holz) zu aktiv, kann sie die Lunge (Metall) „besiegen“, die die Leber eigentlich im Zaum halten sollte. Außerdem übertreibt die Leber dann ihre Kontrolle der Milz (Erde). Das ist der Fall, wenn zum Beispiel jemand wegen Dauerstress im Büro Verdauungsstörungen hat.

Die TCM verwendet Techniken, die bei Schwäche anregen und bei übermäßiger Stärke beruhigen. Auf diese Weise kann sie mit der Fünf-Elemente-Theorie sehr wirksam behandeln. Vor allem die Akupunktur und die chinesische Ernährungslehre werden in diesem Sinne eingesetzt.

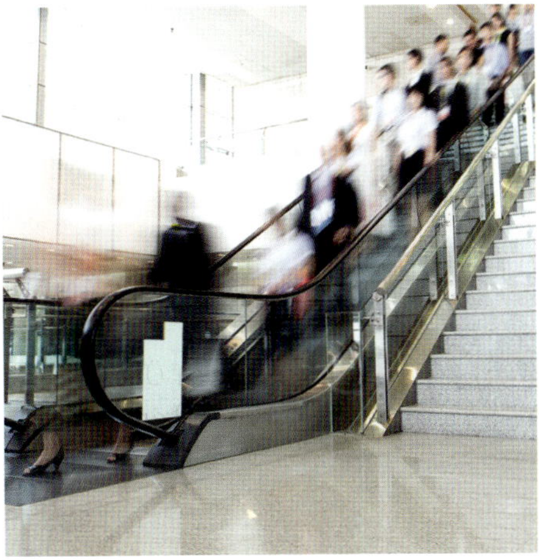

Bürostress kann zu Verdauungsstörungen führen. Schuld daran ist eine überaktive Leber, das Element Holz wurde zu stark.

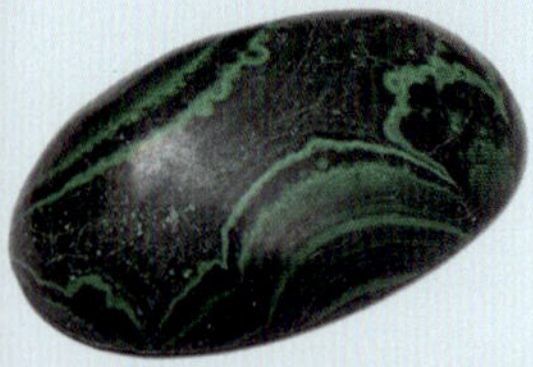

Die Jade war ein wertvoller kaiserlicher Schmuckstein. Die „Halle des Lichts" war das bedeutendste Gebäude für Kulthandlungen am chinesischen Kaiserhof. „Falben" sind blassgelbe Pferde mit schwarzer Mähne, schwarzem Schweif, schwarzen Hufen und einem dunklen Haarstreifen in der Mitte des Rückens.

Info

Wenn die Kontrolle versagt

Auch die dritte mögliche Form des Ungleichgewichts in der Theorie der Fünf Wandlungsphasen kennt jeder Therapeut aus seiner Praxis: Ein Element ist nicht stark genug, um das übernächste Element in ausreichendem Maß zu kontrollieren. Ein Beispiel: Ist die Leber (Holz) zu schwach, den Magen (Erde) zu kontrollieren, kann dieser die natürliche Kontrolle überwinden. Die Folgen sind Magenhitze in Form von Sodbrennen oder (Magenschleimhautentzündung) Gastritis sowie Kopfschmerzen.

Im Frühling trägt der Kaiser „Grün"

Der folgende Bericht ist ein amüsantes Beispiel dafür, wie sehr die Theorie der Fünf Wandlungsphasen einst das Leben des chinesischen Kaisers bestimmte. So mächtig der Kaiser auch war, er musste doch viele Regeln befolgen. Der chinesische Schriftsteller Lü Pu-Wei schilderte im 3. Jahrhundert vor Christus, welche Vorschriften und Regeln der Kaiser und sein Hofstaat im Laufe der vier Jahreszeiten einhalten mussten.

Der Jahresrhythmus am kaiserlichen Hof

In den drei Frühlingsmonaten hält sich der Kaiser im östlichen Trakt der Halle des Lichtes auf [...]. Er fährt in einem Wagen, den grünlich schimmernde Drachenpferde ziehen. Die Banner sind grün. Der Hofstaat kleidet sich in grüne Gewänder und trägt grüne Jade. Der Kaiser hält auf dem östlichen Anger Opferfeiern ab. Er befiehlt seinen Ministern, großmütig und milde zu sein und zu verhindern, dass Bäume gefällt werden oder dass man zu den Waffen greift [...].

In den drei Sommermonaten hält sich der Kaiser im südlichen Trakt der Halle des Lichtes auf. Er fährt in einem Scharlachwagen mit fuchsroten Pferden. Die Banner sind rot. Der Hofstaat kleidet sich in rote Gewänder und trägt rote Jade. Er befiehlt seinen Ministern, würdige Personen für Auszeichnungen vorzuschlagen und das Volk zur Aufbietung aller seiner Kräfte anzuspornen.

In den letzten Tagen der Sommermonate hält sich der Kaiser in den mittleren Räumen der Halle des Lichtes auf. Er fährt in einem gelben Wagen, mit Falben bespannt. Die Banner sind gelb. Der Hofstaat kleidet sich in gelbe Gewänder und trägt gelbe Jade. Der Kaiser hält im mittleren Tempel Opferfeiern ab.

In den drei Herbstmonaten hält sich der Kaiser im westlichen Trakt der Halle des Lichtes auf. Er fährt in einem Kriegswagen, der von Schimmeln gezogen wird. Die Banner sind weiß. Der Hofstaat kleidet sich in weiße Gewänder und trägt weiße Jade.

Der Kaiser hält auf dem westlichen Anger Opferfeiern ab. Er befiehlt seinen Ministern, Gesetze zu revidieren und Gericht abzuhalten. In Kriegsgewand gekleidet beteiligt er sich persönlich an den Jagden.

In den drei Wintermonaten hält sich der Kaiser im nördlichen Trakt der Halle des Lichtes auf. Er fährt in einem schwarzen Wagen mit einem Rappengespann. Die Banner sind schwarz. Der Hofstaat kleidet sich in schwarze Gewänder und trägt schwarze Jade. Der Kaiser hält am nördlichen Anger Opferfeiern ab. Er befiehlt seinen Ministern, für die Vorratslager zu sorgen und alle notwendigen Reparaturen an den Toren und Riegeln vornehmen zu lassen.

Sie haben es sicher bemerkt: Die empfohlenen Verhaltensweisen richten sich genau nach der senkrechten Ordnung in Tabelle 5 auf Seite 32. Im Frühjahr sollen die Minister „großmütig und milde“ sein, um die Frühlings-Emotionen „Ärger“ und „Jähzorn“ auszugleichen. Und sie müssen „verhindern, dass Bäume gefällt werden“, weil sonst das Element Metall das Element Holz vernichten würde.

Die fünf Grundsubstanzen des Lebens

Der Kosmos besteht aus *Qi*. Alle Lebewesen und Dinge sind Verkörperungen dieser einen Kraft. In uns Menschen ist das *Qi* in fünf Formen verkörpert, den fünf Grundsubstanzen *Qi*, Essenz *(Jing)*, Blut *(Xue)*, Geist *(Shen)* und Körperflüssigkeiten *(Jinye)*. Aus der Sicht der alten Chinesen vertritt jede von ihnen einen anderen Aspekt des Seins (die Aussprache der chinesischen Begriffe finden Sie im Text):

- *Qi* selbst gilt als die Lebensenergie,
- Essenz *(Jing)* als die Kraft des Wachsens, des Werdens, und als die menschliche Konstitution,
- Blut *(Xue)* als die nährende Energie in flüssiger Form,
- Geist *(Shen)* als das Bewusstsein, der Schlaf und das Gefühl,
- Körperflüssigkeiten *(Jinye)* als der Wasserspeicher.

Qi – der Urstoff des Kosmos

Das Tao entstand aus der Leere, und die Leere formte das Universum. Das Universum gebar das Qi. Das Leichte und Klare strebte nach oben, um den Himmel zu bilden, das Schwere und Trübe verfestigte sich und formte die Erde. (Huai Nan Zi, taoistischer Philosoph, um 120 vor Christus)

Nach chinesischer Vorstellung ist die Welt, ja der ganze Kosmos von einer feinstofflichen Substanz durchdrungen, der Lebensenergie *Qi*. Auch in uns fließt das *Qi*. Wir alle nehmen es laufend in uns auf, indem wir zum Beispiel atmen oder essen. Doch *Qi* bedeutet mehr als das. Es umfasst die geistige und seelische Energie jedes Lebewesens. *Qi* ist die Kraft, die innerhalb und außerhalb des Körpers alles steuert – Lebendiges ebenso wie „tote" Materie. Aus *Qi* bestehen auch die anderen Grundsubstanzen.

Quellen der Lebensenergie

Jeder Mensch besitzt zwei Formen von *Qi*: vererbtes und erworbenes. Das vererbte oder auch Ursprungs-*Qi* erhalten wir von unseren Eltern und speichern es in der Niere *(Shen)*. Es verbraucht sich im Laufe des Lebens, wir können es nicht wieder auffüllen. Das erworbene *Qi* nehmen wir in Form von Atem- oder Nahrungs-*Qi* ständig neu auf. Ursprungs-*Qi*, Atem-*Qi* und Nahrungs-*Qi* bilden zusammen das „Wahre *Qi*". Dieses fließt durch den Körper und hat seiner jeweiligen Funktion entsprechend verschiedene Namen. Ernährt es unseren Körper, heißt es „Nährendes *Qi*"; bekämpft es krank machende Einflüsse von außen, zum Beispiel Viren oder Bakterien, heißt es „Abwehr-*Qi*"; bildet es Organe und steuert die Organfunktionen, heißt es „Organ-*Qi*" und so weiter. Wie schon gesagt, bestehen auch die anderen vier Grundsubstanzen aus *Qi*. Sie sind nur verschiedene Erscheinungsformen desselben „Urstoffs".

Die moderne Physik bestätigte im Prinzip die Auffassung der alten Chinesen von der Lebenskraft *Qi*: Die Welt besteht aus Energie und Materie, beides hängt untrennbar zusammen und geht ineinander über.

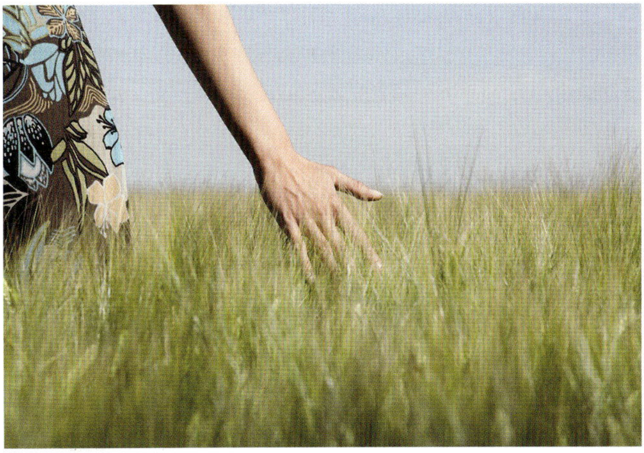

Die Lebensenergie *Qi* können wir in der Natur wieder auftanken.

Was den Strom blockiert

Nun wird klar, warum das *Qi* in der Traditionellen Chinesischen Medizin so außerordentlich wichtig ist. Denn nur, wenn genug davon frei im Körper fließt, ist ein Mensch gesund. Fehlt *Qi*, oder ist der freie Fluss des *Qi* blockiert, wird der Mensch krank. Vier Störungen sind möglich: „*Qi*-Stauung", „rebellierendes *Qi*", „*Qi*-Mangel" und „sinkendes *Qi*".

Stauung des Qi

Zu einer Stauung des *Qi* kann es aus verschiedenen Gründen kommen: Durch Einflüsse von außen wie zum Beispiel Kälte und Hitze, aber auch durch Verletzungen. Oder durch innere Einflüsse, dazu gehören beispielsweise belastende Gefühle. Die Gründe für eine *Qi*-Stauung sind also wie schon bei den Ungleichgewichten von *Yin* und *Yang* (▶ Seite 26–29) wiederum äußere oder innere Disharmonisierende Kräfte.

Ist Ihr *Qi* gestaut, merken Sie das ganz leicht an den Schmerzen, die Sie irgendwo in Ihrem Körper empfinden. Kopfschmerz, Bauchschmerz oder Kreuzschmerz sind nur einige Folgen von gestautem *Qi*. Ihr TCM-Therapeut wird in diesem Fall versuchen, die Stauung zu beseitigen und den *Qi*-Fluss wieder anzuregen.

Bedenkt man, dass Schmerzen im chinesischen Sinne eine Stauung des *Qi* anzeigen, stimmt es nachdenklich, dass nach Schätzungen der Deutschen Schmerzgesellschaft in Deutschland tagtäglich fünf Millionen Menschen von chronischen Schmerzen gepeinigt werden.

Tabelle 6 Beschwerden bei *Qi*-Stauung

Magen und Bauch	Blähungen und Völlegefühl; Spannungsgefühl in Magen und Bauchraum oder an wechselnden Körperstellen; Knoten im Unterleib, die kommen und gehen
Gesicht	Gesichtsschmerz
Seele	Reizbarkeit, bedrückendes Gefühl, schwankende Stimmungen, häufiges Seufzen

Rebellierendes Qi

Normalerweise fließt das *Qi* eines bestimmten Organs immer in eine festgelegte Richtung. Das Magen-*Qi* fließt zum Beispiel gewöhnlich nach unten, denn der Magen bearbeitet die aufgenommene Nahrung und gibt sie dann nach unten an den Darm weiter. Rebellierendes *Qi* fließt in die – für das jeweilige Organ – falsche Richtung. So fließt beispielsweise rebellierendes Magen-*Qi* nach oben statt nach unten. Folgerichtig verursacht aufsteigendes Magen-*Qi*: Übelkeit und Erbrechen.

Bei den anderen Organen verhält es sich ganz ähnlich. Auch Lungen-*Qi* fließt in der Regel nach unten. Wenn das Lungen-*Qi* rebelliert, also nach oben steigt, muss der Betreffende heftig husten, er spuckt Schleim und im schlimmsten Fall sogar Blut.

Tabelle 7 Beschwerden bei rebellierendem *Qi*

Magen	Aufstoßen, Sodbrennen, Übelkeit, Erbrechen
Herz	Unruhe, Schlafstörungen
Lunge	Husten, Asthma
Niere	Asthma
Leber	Kopfschmerz, Schwindelgefühl, Durchfall, Übelkeit

Mangel des Qi

Eine häufige Störung ist der *Qi*-Mangel, der vielfältige Ursachen haben kann, zum Beispiel Fehler bei der Ernährung, zu viel Arbeit, zu viel Sex, Erkrankungen, die „verschleppt" sind oder lange andauern. Sie können an *Qi*-Mangel erkranken durch alles, was viel von Ihrer Energie verbraucht: Sie fühlen sich dann matt und schlapp. Ihr TCM-Therapeut muss dann Ihr *Qi* stärken.

Häufiger als andere Organe betrifft der *Qi*-Mangel die Lungen oder die Milz.

Tabelle 8 Beschwerden bei *Qi*-Mangel

Herz	Herzklopfen
Lunge	Atemnot, schwache Stimme, spontanes Schwitzen
Niere	Häufiger Harndrang, Inkontinenz, schwache Beine; Unfähigkeit, Wasser zu lassen
Milz	Appetitlosigkeit, Durchfall, Müdigkeit

Sinkendes Qi

Das *Qi*, vor allem das *Qi* der Milz, hat eine weitere wichtige Aufgabe: Es muss die Organe an ihrem Platz halten. Ist das *Qi* zu schwach, sinken die Organe ab. Auf diese Weise entstehen Erkrankungen wie Senkmagen, oder -niere. Das sinkende *Qi* ist eine Sonderform des *Qi*-Mangels. Zur Behandlung muss Ihr TCM-Therapeut also Ihr *Qi* stärken.

Tabelle 9 Beschwerden bei sinkendem *Qi*

Allgemeinbefinden	Müdigkeit, Mattigkeit, Konzentrationsschwäche; Gefühl, als ob „alles nach unten drängt"
Organe	Organsenkungen und -vorfälle (Magen, Gebärmutter, Darm, Vagina und Blase)
Seele	Lustlosigkeit, Depression

Essenz (Jing) – Quelle des Wachstums

Das Potenzial für Wachstum und Fortpflanzung ist nach chinesischer Ansicht bereits von Geburt an festgelegt.

Die Essenz *(Jing)* (Aussprache: „Tsching") ist nach chinesischer Vorstellung für unser Wachstum, die Fortpflanzung und unsere Entwicklung zuständig. Wie das Ursprungs-*Qi* wird sie uns von den Eltern vererbt und in der Niere gespeichert. Wir können die Essenz *(Jing)* im Laufe des Lebens nur verbrauchen und nicht mehr vermehren.

Der folgende Text aus dem *Huang Di Nei Jing* beschreibt auf originelle Weise, wie die Essenz *(Jing)* den Lebenszyklus von Männern und Frauen lenkt.

Info

Der Zyklus des Lebens

Die Nierenenergie eines Mädchens erlebt im Alter von sieben Jahren eine Fülle, ihre Milchzähne werden durch die zweiten Zähne ersetzt, ihr Haar wächst. Mit 14 trifft Tau des Himmels ein, das Konzeptionsgefäß beginnt zu fließen, das Durchdringungsgefäß ist in Blüte, die Blutungen kommen regelmäßig, und sie kann empfangen. Mit 21 erreicht die Nieren-Essenz einen Höhepunkt, die Weisheitszähne brechen durch, das Wachstum ist auf dem Höhepunkt. Mit 28 werden Sehnen und Knochen stark, das Haar wird am längsten, und der Körper ist stark und blühend. Mit 35 werden die Yang-Ming-Leitbahnen schwächer, das Gesicht beginnt zu welken, das Haar beginnt auszufallen. Mit 42 sind alle drei Yang-Leitbahnenpaare schwach, das Gesicht wird dunkler, das Haar beginnt zu ergrauen. Mit 49 ist das Konzeptionsgefäß leer, das Durchdringungsgefäß erschöpft, der Tau des Himmels trocknet aus, die Erdpassage ist nicht offen, sodass Schwäche und Unfruchtbarkeit einsetzen.

Beim Mann erreicht die Nierenenergie eines Knaben im Alter von acht Jahren seine Fülle, Haare und Zähne wachsen. Mit 16 ist seine Nierenenergie noch stärker, der Tau des Himmels trifft ein, die Essenz ist üppig und in Fluss, Yin und Yang sind in Harmonie, und er kann ein Kind zeugen. Mit 24 erreicht die Nierenenergie einen Höhepunkt, Sehnen und Knochen sind am stärksten, die Weisheitszähne kommen durch, das Wachstum ist auf dem Höhepunkt. Mit 32 sind die Sehnen und Knochen am stärksten, auch die Muskeln sind gut ausgebildet und voll Kraft. Mit 40 beginnt eine Nierenschwäche, das Haar beginnt auszufallen, die Zähne werden locker. Mit 48 ist das Yang-Qi erschöpft, das Gesicht wird dunkler, das Haar ergraut. Mit 56 ist die Leberenergie geschwächt, die Sehnen können sich nicht bewegen, der Himmelstau trocknet aus, die Niere wird schwach, der Körper beginnt, alt zu werden. Mit 64 sind Haar und Zähne verschwunden.

Huang Di Nei Jing (500 und 300 vor Christus)

Mit dem „Tau des Himmels" ist beim Mädchen die Monatsblutung, beim Jungen der Samen gemeint. Die „Erdpassage", von der bei der Frau die Rede ist, bezeichnet die Gebärmutter.

Die Essenz *(Jing)* entspricht im Wesentlichen dem, was wir in der westlichen Medizin unter der „Konstitution" verstehen, also der körperlichen und seelischen Verfassung eines Menschen.

Bei der Essenz *(Jing)* gibt es nur eine Form der Disharmonie: den Mangel. Hat ein Mensch zu wenig Essenz *(Jing)* geerbt, sind sein Wachstum, seine Fähigkeit, sich fortzupflanzen, und seine Entwicklung gestört. Ein Essenz-(*Jing*-)-Mangel lässt sich durch keine Behandlung beheben. Ein TCM-Therapeut kann seinem Patienten aber helfen, die vorhandene Essenz *(Jing)* zu pflegen.

Tabelle 10 Beschwerden bei Mangel der Essenz *(Jing)*

Wachstum, Fortpflanzung und Entwicklung	Verzögertes Wachstum, schwacher Knochenbau, häufige Fehlgeburten, lockere Zähne, Haarausfall, vorzeitig ergraute Haare
Sexualität	Schwach ausgeprägtes sexuelles Verlangen, Impotenz
Kopf	Schwindelgefühle, Ohrgeräusche, Konzentrationsschwäche, schlechtes Gedächtnis
Immunsystem	Schwache Körperabwehr, oft erkältet, ständiger Schnupfen, Allergien

Blut (Xue) – Energie in flüssiger Form

Die engste Beziehung innerhalb der fünf Grundsubstanzen herrscht zwischen dem *Qi* und seiner Erscheinungsform Blut *(Xue)* (Aussprache: „Schüe"). Das *Qi* fließt in Form des Bluts *(Xue)* durch den Körper. Das Blut *(Xue)* hat die Aufgabe, den Körper zu ernähren und die Gewebe zu befeuchten.

Mangel des Bluts (Xue)

Eine mögliche Störung des Bluts *(Xue)* ist der Mangel. Ursache dafür ist meist eine schwache Milz *(Pi)* (▶ Seite 50–52). Denn die alten Chinesen dachten, dass die Milz unser Blut bildet. Außerdem ist die Milz *(Pi)* laut TCM für die Verdauung zuständig. Wie gut sie arbeitet, hängt wiederum davon ab, was wir essen. Schlechte Ernährung löst also einen Blut-(*Xue*-)Mangel aus.

Tabelle 11 Beschwerden bei Mangel des Bluts *(Xue)*

Gesicht	Blass und fahl, blasse Lippen, Zunge ist blass, unscharfes Sehen
Haut und Haare	Matte und trockene Haut, trockene Haare
Empfindungen	Taubheitsgefühle an verschiedenen Körperstellen, meist in den Gliedmaßen
Frauen	Monatsblutung schwach oder fehlend

Stauung des Bluts (Xue)

Da die beiden Grundsubstanzen *Qi* und Blut *(Xue)* untrennbar zusammengehören, ist es nicht verwunderlich, dass sich das *Qi* staut, wenn das Blut *(Xue)* nicht mehr fließt. Wenn umgekehrt der *Qi*-Fluss stockt, ist immer ein Stau des Bluts *(Xue)* die Folge. Wie bei der *Qi*-Stauung gilt deshalb, dass Schmerzen immer ein Zeichen für gestautes Blut *(Xue)* sind. Als Gegenmaßnahme muss der TCM-Therapeut auch in diesem Fall den freien Fluss wiederherstellen.

Tabelle 12 Beschwerden bei Stauung des Bluts *(Xue)*

Gesicht	Dunkle Farbe, Lippen und Zunge violett
Schmerz	Bohrender und stechender Schmerz an einer bestimmten Körperstelle
Nägel	Bläulich violett
Frauen	Dunkle, klumpige Regelblutungen

Hitze im Blut (Xue)

In Hitze gerät das Blut *(Xue)* meist durch emotionale Spannungen. Mögliche andere Ursachen sind innere Hitze-Zustände der Organe, vor allem der Milz *(Pi)* und der Leber *(Gan)*. Hitze im Blut *(Xue)* führt unter anderem dazu, dass Blut aus den Blutgefäßen austritt. Die Folge dieser Disharmonie sind verschiedene Formen von Blutungen. Um die Hitze im Blut *(Xue)* zu behandeln, muss Ihr TCM-Therapeut das Blut *(Xue)* kühlen.

Tabelle 13 Beschwerden bei Hitze im Blut *(Xue)*

Haut	Fühlt sich heiß an und juckt, rote Hautausschläge
Gesicht	Trockener Mund, rote Zunge
Blut	Alle Arten krankhafter Blutungen

Geist (Shen) – Bewusstsein und Gefühl

Der Geist *(Shen)* (Aussprache: „Schen“) ist in der Chinesischen Medizin Sitz des Geistes und des Intellekts. Er ist Sinnbild für unser Bewusstsein, ebenso wie für unser Unterbewusstsein. Deshalb verkörpert er außerdem unsere Gefühle und seelischen Kräfte und ist der Hüter unseres Schlafs. Störungen des Geists *(Shen)* sind deshalb die Ursache für ganz verschiedene Gesundheitsstörungen:

- Konzentrationsstörungen,
- Gedächtnisschwäche,
- psychische Störungen,
- Ein- oder Durchschlafstörungen.

Tipp

Die Chinesische Medizin bietet verschiedene Methoden, um eine *Qi*-Stauung zu beseitigen und den *Qi*-Fluss wieder anzuregen. Besonders geeignet hierfür sind die Akupunktur und folgende Methoden, die Sie nach Anleitung in diesem Buch selbst anwenden können: Gesundheitsmassage (▶ Seite 87–95), Qigong (▶ Seite 121–136) und Meridiangymnastik (▶ Seite 137–158).

Nach der Theorie der TCM wohnt der Geist *(Shen)* im Herz *(Xin)* (Aussprache „Schin", ▶ Seite 50). Deshalb sind die Störungen des Geists *(Shen)* und die des Herzens *(Xin)* gleichzusetzen. Sie werden auch so behandelt.

Körperflüssigkeiten (Jinye) – fließende Kraft

Die fünfte Grundsubstanz heißt „Körperflüssigkeiten *(Jinye)*" (Aussprache: „Tschin-Je"). Sie hat die Aufgabe, den Körper mit Flüssigkeit zu versorgen. Damit ist das Wasser im Blutkreislauf genauso gemeint wie zum Beispiel die Flüssigkeit in den Gelenken oder in anderen Geweben. Zu Beschwerden kommt es, wenn zu wenig Körperflüssigkeit vorhanden ist oder wenn sich Flüssigkeit anstaut.

Bei Störungen der Körperflüssigkeiten *(Jinye)* treten deshalb folgende Störungen auf:

- trockene Schleimhäute und Durst, spärliche Harnausscheidung oder
- Schwellungen, weil der Körper Wasser ansammelt.

Die Behandlung ist darauf ausgerichtet, die Körperflüssigkeiten aufzufüllen oder die Stauung, die entstanden ist, wieder zu beseitigen.

Meridiane und Organe – das Netzwerk des Lebens

Nach chinesischer Vorstellung durchfließt die Lebensenergie in Leitbahnen, den „Meridianen", unseren Körper. Sie verbinden alle Teile unseres Organismus untereinander und die *Yin*-Organe *„Zang"* mit den *Yang*-Organen *„Fu"*. Auf diesen Leitbahnen, deren Existenz die alten Chinesen „erspürt" haben, liegen besondere Punkte: die Akupunkturpunkte.

Leitbahnen schaffen Verbindungen

Die Meridiane überziehen unseren ganzen Körper wie ein Netz. Dieser Teil der Energiebahnen trägt auch die sogenannten Akupunkturpunkte, an denen TCM-Therapeuten die Akupunkturnadeln einstechen. Die Meridiane haben aber auch innere Verläufe. So verbinden sie alle inneren Organe untereinander, mit anderen Körpergeweben und mit der Körperoberfläche. Letztlich steht durch die Meridianbahnen im Körper alles mit allem in Kontakt.

Die Meridiane darf man sich ähnlich vorstellen wie beispielsweise die Blutgefäße oder das Nervensystem. Allerdings sind die Meridiane nicht wissenschaftlich nachzuweisen. Nach chinesischer Vorstellung zirkuliert in ihnen die Lebenskraft *Qi*.

Auf den ersten Blick wirkt es vielleicht chaotisch, was da so alles miteinander vernetzt sein soll. Jahrtausendealte Erfahrungen bestätigen jedoch die beschriebenen Zusammenhänge: Oft klagen Patienten in meiner Praxis zum Beispiel über Stirnkopfschmerzen und gleichzeitige Magenschmerzen. Eine genaue Untersuchung bestätigt häufig, dass die Magenschleimhaut entzündet ist. Es liegt daher nahe anzunehmen, dass es eine Verbindung zwischen diesen beiden Körperstellen gibt. Tatsächlich werden sie nach chinesischer Vorstellung durch den „Magen-Meridian" verbunden.

Weitere, häufig gemeinsam auftretende Beschwerden sind: Reizbarkeit, Schmerzen, Spannungsgefühl im rechten Oberbauch und Entzündungen der Augen. Diese Zusammenhänge wiederum lassen sich leicht erklären durch die Verbindung des Leber-Meridians und das Organ Leber *(Gan)*.

Haupt- und Nebenmeridiane

In der Abbildung auf Seite 48 ist zu sehen, wie die Meridiane nach der Vorstellung der TCM in unserem Körper verlaufen. Sie zeigt einen gedachten Querschnitt durch einen Unterarm und einen Unterschenkel. Durch drei Linien werden die Schnittflächen in jeweils sechs Bereiche geteilt. Nun können Sie mithilfe der Angaben „hinten", „vorne", „außen", „innen" und „Mitte" genau zwölf Bereiche benennen. Über jeden verläuft ein Meridian. Diese zwölf Meridiane werden als Hauptmeridiane bezeichnet. Beispielsweise

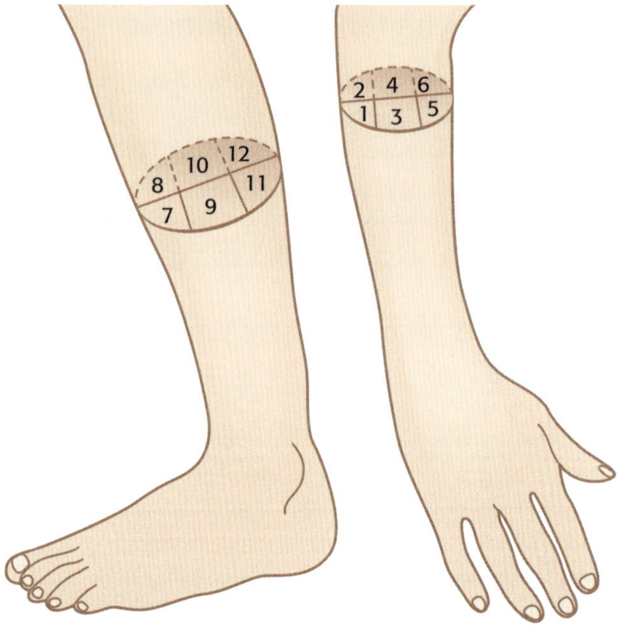

Über die Meridiane können Organe beeinflusst werden – jede Leitbahn verläuft über einen anderen Abschnitt der Arme und Beine. 1) Dünndarm, 2) Herz, 3) Dreifacher Erwärmer *(Sanjiao)*, 4) Perikard, 5) Dickdarm, 6) Lunge, 7) Magen, 8) Milz, 9) Gallenblase, 10) Leber, 11) Blase, 12) Niere.

liegt am Bein hinten-außen der Blasen-Meridian und am Arm vorne-innen der Lungen-Meridian. Dabei ist jeder (äußere)*Yang*-Meridian mit seinem spiegelbildlich gelegenen (inneren) *Yin*-Meridian besonders verbunden.

Qi-Fluss „nach der Uhr"

Bereits im *Huang Di Nei Jing* (▶ Seite 18) ist genau beschrieben, in welcher Richtung und in welchem Rhythmus das *Qi* durch die Meridiane fließt: In 24 Stunden fließt es einmal durch alle zwölf Hauptmeridiane und die von ihnen versorgten Gewebe und Organe. Aus dieser Feststellung entstand die sogenannte chinesische „Organuhr". Mit ihrer Hilfe kann der TCM-Therapeut wichtige Rückschlüsse für die Diagnose und Behandlung ziehen. Wenn zum Beispiel ein Patient immer nachts zwischen 1 Uhr und 3 Uhr aufwacht, weist das auf eine Störung der Funktion der Leber *(Gan)* hin. Im Idealfall nimmt der Kranke dann zu dieser Zeit einen entsprechenden Arzneitee ein.

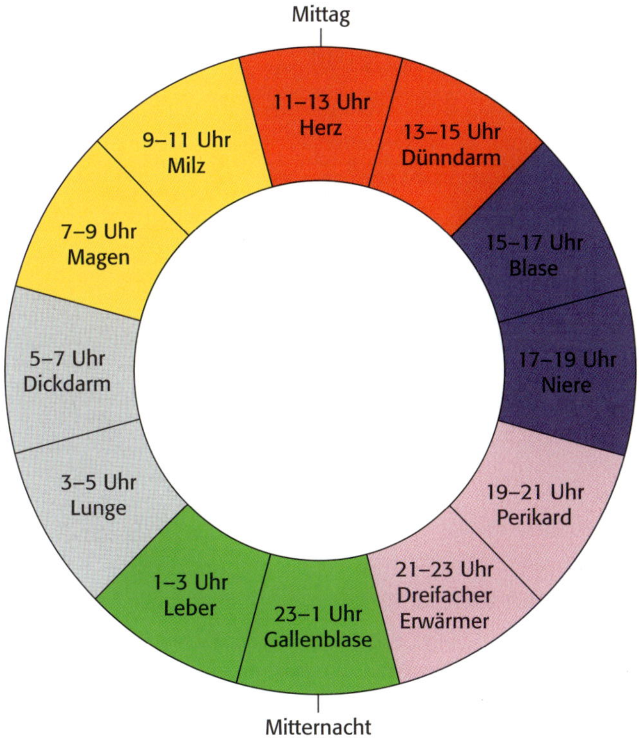

Chinesische Organuhr.

Auffanggefäße für zu viel Energie

Neben den zwölf Hauptmeridianen gibt es noch acht „Nebenmeridiane". Für die Behandlung, besonders mit Akupunktur, sind diese Nebenmeridiane sehr wichtig. Allerdings haben nur zwei Nebenmeridiane eigene Akupunkturpunkte. Die anderen kann der Akupunkteur nur über Punkte der Hauptmeridiane beeinflussen.

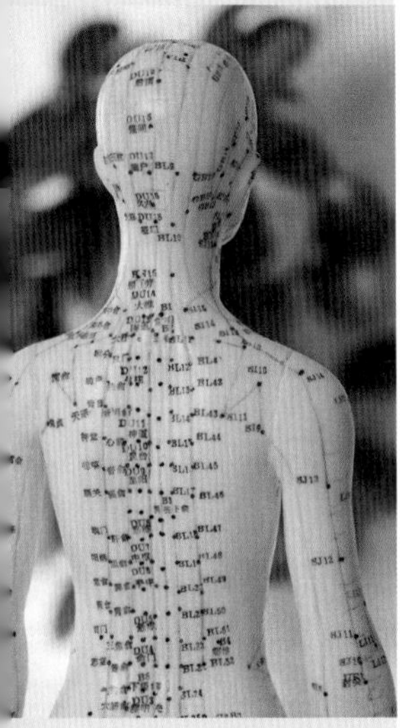

Wie ein Netz überziehen die *Yin*- und *Yang*-Meridiane unseren Körper. Auf diesen Meridianen befinden sich die einzelnen Akupunkturpunkte.

Diese Nebenmeridiane dienen als eine Art „Überlaufbecken" für die Hauptmeridiane. Ist in diesen zu viel Energie, füllen sich die Nebenmeridiane mit dem „Überschuss". Führen die Hauptmeridiane zu wenig *Qi*, werden sie aus den Nebenmeridianen wieder gespeist.

Yin- und Yang-Organe

Die Theorie von den inneren *Zang-Fu*-Organen ist das Herzstück der TCM. Die alten Chinesen haben bestimmte Körperfunktionen bestimmten Organen zugeschrieben. Sie entsprechen nicht unseren wirklichen Organen, sondern der alten chinesischen Vorstellung davon. Deshalb bezeichne ich sie in diesem Buch immer mit ihrem deutsch-chinesischen Namen. Es gibt nach dieser Theorie drei verschiedene Gruppen von inneren Organen:

- die „inneren *Zang*-Organe", die zum *Yin* gehören,
- die „inneren *Fu*-Organe", die zum *Yang* gehören und
- die „außerordentlichen Organe".

Jedes dieser Organe übernimmt bestimmte Aufgaben im Körper und „öffnet" sich jeweils in ein bestimmtes Sinnesorgan. Deshalb können die Organe von Störungen betroffen werden, die entweder ihrer eigenen Funktion oder der des zugehörigen Sinnesorgans entsprechen.

Die inneren Zang-Organe

Wie gesagt, sind die *Zang*-Organe dem *Yin* zugeordnet. Es gibt sechs *Zang*-Organe: Herz *(Xin)* (Aussprache: „Schin"), Milz *(Pi)*, Leber *(Gan)*, Lunge *(Fei)*, Perikard *(Xinbao)* (Herzbeutel, Aussprache: „Schinbau") und Niere *(Shen)* (▶ Tabelle 14).

Ähnlich wie jeder *Yang*-Meridian mit „seinem" *Yin*-Meridian gekoppelt ist, arbeitet auch jedes *Zang*-Organ *(Yin)* mit einem *Fu*-Organ *(Yang)* zusammen. Diese Verbindung kennen zum Teil auch unsere westlichen Mediziner. Zum Beispiel sind Lunge *(Fei)* und „Dickdarm (Dachang)" (ein *Fu*-Organ, Aussprache: „Datschang“) eng verbunden – und laut moderner wissenschaftlicher Forschung geht der eine Teil unserer körperlichen Abwehr von den Lungen aus, der andere vom Dickdarm.

Wie Sie aus der Tabelle 14 ersehen können, hat jedes *Zang*-Organ eine besondere Aufgabe und kontrolliert bestimmte Bereiche des Körpers. Störungen in diesen Gebieten sind dann typisch für das jeweilige *Zang*-Organ. Allerdings überschneiden sich manchmal die Beschwerden. Ein erfahrener TCM-Therapeut berücksichtigt jedoch alle Beschwerden und deren Kombination – auf diese Weise findet er die Ursache. Er behandelt die Störungen, indem er mithilfe von Arzneien oder anderen Heilmitteln das zuständige *Zang*-Organ „harmonisiert“.

Das Perikard *(Xinbao)* gehört zum Herzen und hat keine eigenen Disharmoniemuster. Deshalb wird es in Tabelle 14 nicht erwähnt.

Tabelle 14 Die *Zang*-Organe *(Yin)*

Organ	Aufgabe	Sinnesorgan	Beschwerden bei Störungen
Herz *(Xin)*	■ Kontrolliert Blut und Kreislauf ■ Beherbergt den Geist *(Shen)*	Öffnet sich in die Zunge	■ Herz-Kreislauf-Erkrankungen ■ Geistige und seelische Störungen ■ Störungen im Geschmacksempfinden und Sprachstörungen
Milz *(Pi)*	■ Kontrolliert die Verdauung ■ Kontrolliert das Blut *(Xue)* sowie Muskeln, Arme und Beine	Öffnet sich in den Mund	■ Magen-Darm-Störungen ■ Blut-Stauung und Blutungen ■ Muskelerkrankungen ■ Erkrankungen von Mund- und Zahnfleisch (zum Beispiel „Parodontose“)
Lunge *(Fei)*	■ Kontrolliert *Qi* und Atmung ■ Kontrolliert Haut und Haare ■ Regelt Schweißbildung und Körpertemperatur	Öffnet sich in die Nase	■ Husten, Asthma, Schwitzen ■ Störungen der Atemwege und Haare ■ Zu hohe oder zu niedrige Körpertemperatur ■ Schnupfen, verstopfte Nase und Störungen des Geruchssinns

Tabelle 14 Die *Zang*-Organe *(Yin)* *(Fortsetzung)*

Organ	Aufgabe	Sinnesorgan	Beschwerden bei Störungen
Niere *(Shen)*	■ Speichert *Qi* und Essenz *(Jing)* und kontrolliert Wachstum, Fortpflanzung und Entwicklung ■ Kontrolliert den Wasserhaushalt ■ Nimmt das Atem-*Qi* an ■ Kontrolliert Knochen, Knochen- und Rückenmark und Gehirn	Öffnet sich ins Ohr	■ Kraft- und Antriebslosigkeit, Wachstums- und Entwicklungsstörungen sowie Unfruchtbarkeit bei Mann und Frau ■ Trockenheit im Mund, auf Schleimhäuten und Haut, Brennen im Mund ■ Asthma und Husten ■ Erkrankungen der Knochen und des Nervensystems ■ Ohrgeräusche
Leber *(Gan)*	■ Speichert das Blut *(Xue)*, kontrolliert die Blutmenge ■ Hält den Fluss des *Qi* aufrecht ■ Kontrolliert die Sehnen	Öffnet sich in die Augen	■ Schmerzen wegen Blut-*(Xue-)*Stauung und Störungen der Monatsblutung ■ Schmerzen wegen *Qi*-Stauung und seelischen Störungen ■ Sehnen- und Gelenkerkrankungen ■ Augenkrankheiten und Sehstörungen

Jedes *Zang*-Organ öffnet sich in ein anderes Sinnesorgan – das Herz *(Xin)* zum Beispiel in die Zunge. Wenn ein Sinnesorgan nicht mehr richtig arbeitet, wird auch das als Disharmoniemuster des zugehörigen *Zang*-Organs beschrieben.

Die inneren Fu-Organe

Die sechs *Fu*-Organe gehören dem *Yang* an. Wie bereits erwähnt, hat jedes *Fu*-Organ eine enge Beziehung zu einem bestimmten *Zang*-Organ:

- der Dünndarm *(Xiaochang)* (Aussprache: „Schiautschang") ist mit dem Herz *(Xin)* verbunden,

- der Magen *(Wei)* (Aussprache: „Weh") mit der Milz *(Pi)*,
- die Gallenblase *(Dan)* ist gekoppelt mit der Leber *(Gan)*,
- der Dickdarm *(Dachang)* mit der Lunge *(Fei)*,
- die Blase *(Pangguang)* arbeitet mit der Niere *(Shen)* und
- der Dreifache Erwärmer *(Sanjiao)* (Aussprache: „Santschiau") mit dem Perikard *(Xinbao)* zusammen.

Von den *Fu*-Organen stelle ich Ihnen nur drei vor: den Magen *(Wei)*, den Dickdarm *(Dachang)* und das exotisch klingende Organ Dreifacher Erwärmer *(Sanjiao)*. Die anderen *Fu*-Organe spielen in der täglichen Praxis keine so große Rolle.

Magen (Wei) fördert die Verdauung

Der Magen *(Wei)* arbeitet mit der Milz zusammen und hat deshalb eine wichtige Aufgabe bei der Verdauung. Er soll die im Mund zerkleinerte Nahrung aufnehmen und nach unten weiterleiten. Die Richtung seines normalen *Qi*-Flusses verläuft daher von oben nach unten. Bei der Erfüllung dieser Aufgabe kann es allerdings passieren, dass sein *Qi* rebelliert. Wenn das passiert, wird Ihnen übel, oder Sie müssen sich sogar erbrechen.

Eine Magenschleimhautentzündung (Gastritis) ist keine harmlose „Magenverstimmung". Wenn sie immer wiederkommt und nicht behandelt wird, kann sie zu einem Schwund der Magenschleimhaut und zu Magenblutungen führen.

Sehr häufig entsteht auch die „Hitze im Magen *(Wei)*", die sich oft zu einer richtigen Magenschleimhautentzündung auswächst. Erkrankte klagen über Schmerzen im Oberbauch, Blähungen und Völlegefühl. Ursachen für diese Störung sind oft eine falsche Ernährung oder seelischer Stress.

Dickdarm (Dachang) schützt vor Krankheit

Gemeinsam mit der Lunge *(Fei)* steuert der Dickdarm *(Dachang)* das Abwehrsystem des Körpers. Störungen dieser Organe haben deshalb immer mit einer Immunschwäche zu tun. Ein TCM-Therapeut muss dann Lunge *(Fei)* und Dickdarm *(Dachang)* gleichzeitig behandeln.

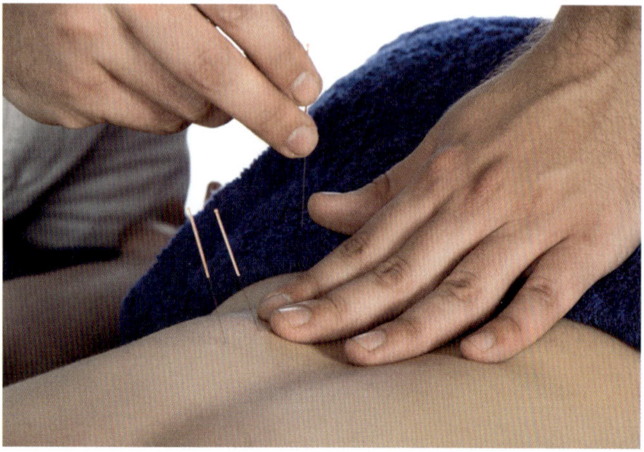

Punkte der Blasen-Leitbahn am Rücken werden vor allem bei lokalen und in die Beine ausstrahlenden Rückenschmerzen akupunktiert.

Im Sinne der westlichen Medizin kann man den Dreifachen Erwärmer *(Sanjiao)* als ein Denkmodell für die Hormonsteuerung in unserem Körper verstehen: Der Obere Erwärmer erfüllt die Aufgaben der Schilddrüse, der Mittlere die der Bauchspeicheldrüse und der Untere die der Nebennieren- und Geschlechtsdrüsen.

Der Dreifache Erwärmer (Sanjiao)

Im Dreifachen Erwärmer *(Sanjiao)* sind nach chinesischer Vorstellung alle Funktionen der inneren *Zang-Fu*-Organe vereinigt. Der Dreifache Erwärmer besteht aus einem oberen, einem mittleren und einem unteren Abschnitt. Der Obere Erwärmer steht für die Aufgaben des Herzens *(Xin)* und der Lunge *(Fei)*, der Mittlere Erwärmer für die des Magens *(Wei)* und der Milz *(Pi)*. Der Untere Erwärmer vertritt die Leber *(Gan)* und die Niere *(Shen)*.

Die außerordentlichen Organe

Zu den außerordentlichen Organen zählen nach chinesischer Vorstellung das Gehirn und die Gebärmutter. Für beide Organe gibt es keine eigenen Disharmoniemuster. Ihre Aufgaben sind nämlich, wie bereits erwähnt, drei *Zang*-Organen übertragen (▶ Tabelle 14 auf Seite 51): der Niere *(Shen)*, dem Herz *(Xin)* und der Leber *(Gan)*.

Das Gehirn wird vom Mark gebildet

Unser Gehirn wird nach altchinesischer Vorstellung vom „Mark" gebildet, einer Sonderform der Essenz *(Jing)*. Die Aufgaben unseres Gehirns obliegen ja dem Geist *(Shen)*, der im Herz *(Xin)* residiert. Erkrankungen des Gehirns sieht die TCM also als Disharmoniemuster des Herzens *(Xin)* und der Niere *(Shen)* an und behandelt sie als solche.

Auch nach westlicher Sichtweise hängen Gehirn und Rückenmark in ihrer Entwicklung eng zusammen. Sie entstehen beide aus dem sogenannten Neuralrohr, das sich ab dem 22. Wachstumstag des Embryos bildet.

Die Gebärmutter

Die Gebärmutter ist aus TCM-Sicht hauptsächlich für die Monatsblutung zuständig und dafür, das Kind im Mutterleib zu ernähren. Wie weiter oben in Tabelle 14 auf Seite 51 mit der Übersicht über die *Zang*-Organe abzulesen ist, kontrolliert die Leber *(Gan)* die weibliche Regelblutung. Für Wachstum und Ernährung des Kindes im Leib der Mutter sorgt die Niere *(Shen)*. Krankheiten, die die Gebärmutter betreffen, versteht die TCM also als Disharmoniemuster von Leber *(Gan)* beziehungsweise Niere *(Shen)*. Als solche werden sie auch behandelt.

Die Fünf Funktionskreise

Ich hoffe, ich konnte deutlich machen, dass es in der Theorie der Meridiane und der *Zang-Fu*-Organe viele Zusammenhänge und Querverbindungen gibt. Tatsächlich hängen aber nicht nur bestimmte *Zang-Fu*-Organe voneinander ab. Vielmehr führt die TCM die Meridiantheorie mit der von den Fünf Wandlungsphasen zusammen. Daraus ergeben sich geschlossene Kreisläufe, in denen alle Organe, die zugehörigen Meridiane, *Yin* und *Yang* sowie alle Gewebe, die durch diese Meridiane verbunden werden, ihren Platz haben. Diese Kreisläufe werden die „Fünf Funktionskreise" genannt:

- Zum Funktionskreis Herz-Dünndarm gehört das Element Feuer,
- zum Funktionskreis Leber-Gallenblase das Element Holz,
- zum Funktionskreis Lunge-Dickdarm das Element Metall,

- zum Funktionskreis Niere-Blase das Element Wasser und
- zum Funktionskreis Milz-Magen das Element Erde.

Sicher ist Ihnen aufgefallen, dass ich zwar je sechs *Zang-Fu*-Organe, aber nur Fünf Funktionskreise vorgestellt habe: Dreifacher Erwärmer *(Sanjiao)* und Perikard *(Xinbao)* gehören beide zum Funktionskreis Herz-Dünndarm.

Ein solcher Funktionskreis bildet eine vernetzte, in sich geschlossene Einheit. Zu ihm gehören ein inneres *Zang*-Organ, das entsprechende *Fu*-Organ, die zugehörigen *Yin*- und *Yang*-Meridiane sowie alle Körpergewebe, die durch diese Meridiane miteinander verbunden sind. Ebenso ist jedem Funktionskreis ein bestimmtes Gefühl, eine bestimmte Farbe und so weiter zugeordnet. Diese Zuordnung können Sie in Tabelle 5 auf Seite 32 genau nachvollziehen.

Ein Beispiel soll die Zusammenhänge verdeutlichen: Zum Funktionskreis Herz-Dünndarm gehören der Herz- als *Yin*-Meridian und der Dünndarm- als *Yang*-Meridian. Außerdem sind diesem Funktionskreis die Jahreszeit Sommer, die Himmelsrichtung Süd, die Farbe Rot, der Geschmack bitter, die Entwicklungsphase Wachstum, das Sinnesorgan Zunge, als Gewebe die Gefäße, als Emotion die übermäßige Freude beziehungsweise die Übererregbarkeit sowie als äußere Disharmonisierende Kraft die Hitze zugeordnet.

Ich könnte die Liste der vernetzten Größen mithilfe der Fünf Elemente nahezu unbegrenzt fortsetzen. Das wäre jedoch zu ausführlich für unsere Zwecke. Ich denke, auch so ist deutlich geworden, wie umfassend die einzelnen Bereiche unseres Körpers miteinander vernetzt sind – und dass die TCM den Körper und seine Aufgaben ganzheitlich betrachtet. Natürlich hat jeder Regelkreis seine eigenen Disharmoniemuster, die ein TCM-Therapeut gemeinsam oder der Reihe nach behandelt.

Störungen der Ordnung

Gesundheit bedeutet für die Chinesen, dass ein natürliches Gleichgewicht der Kräfte herrscht. Wenn Unordnung entsteht und die Waage sich zu sehr auf eine Seite hin neigt, wird der Mensch krank. Die Unruhestifter, die nach chinesischer Vorstellung die Harmonie in unserem Körper stören, sind die „Disharmonisierenden Kräfte".

Im folgenden Abschnitt stelle ich Ihnen die wichtigsten Disharmonisierenden Kräfte vor und bespreche die häufigsten Beschwerden, die sie auslösen. Es handelt sich um krank machende Einflüsse, die fast jeder von uns kennt. Am Ende des Kapitels werden Sie in der Lage sein, Ihre „persönliche" TCM-Selbstdiagnose und die passenden Behandlungsmöglichkeiten zu finden (▶ Tabelle 19 auf Seite 64).

Disharmonisierende Kräfte

Die TCM unterscheidet drei Gruppen von Kräften, die einen schädlichen Einfluss auf unsere Gesundheit haben:

- äußere Disharmonisierende Kräfte,
- innere Disharmonisierende Kräfte und
- sonstige Disharmonisierende Kräfte.

Zu viel, aber auch zu wenig Arbeit oder Sex gelten in der TCM als Ursachen für Krankheiten, die durch eine ausgeglichene Lebensweise in der Regel geheilt werden können. Gehen solche Störungen jedoch auf chronische psychische Krankheiten zurück, versagen die Selbstheilungskräfte – und damit die TCM. In diesen Fällen müssen dann erst diese „Therapiehindernisse" behandelt werden.

Tabelle 15 Schädliche Einflüsse

Von außen	Wind, Kälte, Hitze, Nässe, Trockenheit, Sommerhitze
Von innen	Ärger, Freude, Sorge, Nachdenklichkeit, Traurigkeit, Furcht, Angst, Schock
Andere	Überarbeitung, schlechte Ernährung, zu viel Sex, schwache Konstitution, starke Erregbarkeit, Verletzungen und Unfälle, bestimmte Krankheitserreger und Gifte

Schädliche Einflüsse von außen

Von außen schädigen hauptsächlich Umwelteinflüsse die Gesundheit. Die Chinesen zählen hierzu besonders Nässe und Trockenheit, Hitze und Kälte sowie den Wind.

Haben Sie nicht auch schon einmal gespürt, wie schlecht es Ihnen geht, wenn es lange übermäßig kalt oder heiß ist? Oder wenn der Wind andauernd bläst? Wenn die Sommersonne tagelang unerbittlich auf uns niederbrennt? Falls Sie eine oder mehrere dieser Fragen mit Ja beantworten mussten, haben auch Sie schon einmal die schädlichen Auswirkungen der äußeren Disharmonisierenden Kräfte am eigenen Leib erfahren.

Das Abwehr-Qi soll kämpfen

Sicher sind Sie mit den alten Chinesen einer Meinung: Man sollte besser Gesundheitsvorsorge betreiben, anstatt bereits entstandene Krankheiten zu behandeln: *Wenn man Medizin einsetzt, erst nachdem man krank geworden ist; wenn man sich bemüht, die Ordnung herzustellen, nachdem es schon zu Unruhe gekommen ist, das ist so, als würde man so lange damit warten, einen Brunnen zu graben, bis man schwach vor Durst ist. (Huang Di Nei Jing)*

Erinnern Sie sich noch an die Theorie von den fünf Grundsubstanzen und an das, was ich dort über das Abwehr-*Qi* gesagt habe? Es kreist nach chinesischer Vorstellung in der Haut und soll störende Einflüsse von außen abhalten. Bestimmte Beschwerden sind ein Zeichen dafür, dass Ihr Abwehr-*Qi* gegen den äußeren Feind kämpft. Es entstehen Krankheiten, die die äußeren Gewebe betreffen – zu diesen Geweben zählen nach der Theorie von *Yin* und *Yang* Haut und Schleimhäute, Muskeln und Sehnen (▶ Tabelle 5 auf Seite 32):

- Haut- und Schleimhauterkrankungen, vor allem Erkältungen,
- Muskel- und Sehnenbeschwerden, vor allem in Form von Verspannungsschmerzen.

Erkältung durch Wind, Kälte oder Nässe

Die Erkältung ist eine typische Krankheit, die durch schädliche äußere Einflüsse entsteht.

Beispiel Erkältung

Wenn Sie einmal an den Beginn Ihrer letzten Erkältung zurückdenken:

- Was war der Auslöser für Ihre Erkältung? – Wahrscheinlich windiges, nasskaltes Wetter. Oder sind Sie in Zugluft (Wind) geraten?
- Welche Beschwerden hatten Sie? – Vermutlich Frösteln (Kälte), eine laufende Nase (Nässe) und dünnes, weißes Nasensekret (Nässe-Kälte); außerdem eine Abneigung gegen Wind und Kälte. Wahrscheinlich hatten Sie starke Gliederschmerzen.
- Was haben Sie unternommen, um die Erkältung zu bekämpfen? – Haben Sie sich in warme Decken gewickelt, heiße Getränke zu sich genommen und Kälte, Nässe und Zugluft gemieden?

Info

Mit Ihrer letzten Antwort haben Sie, wahrscheinlich unbewusst, das Prinzip der „Behandlung mit dem Gegenteil" (▶ Seite 13) bestätigt. Als Sie eine Erkältung hatten, haben Sie versucht, Kälte, Nässe und Wind mit ihrem Gegenteil zu bekämpfen: mit Wärme sowie trockener und windstiller Luft. So ähnlich würde auch ein TCM-Therapeut vorgehen und zum Beispiel chinesische Arzneien mit der entsprechenden Wirkung verschreiben.

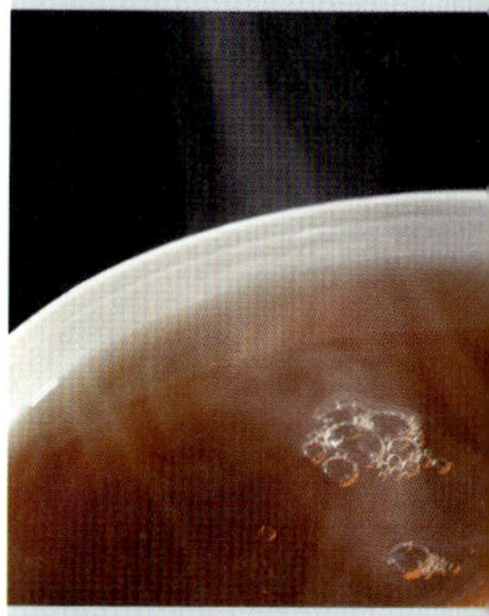

Eine Tasse heißer Tee gegen Erkältung: „kalte" Krankheiten werden am besten mit dem Gegenteil, also mit „Hitze" behandelt.

Fieber: ein Hitze-Wind-Zustand

Fieber (Hitze) haben Sie am Anfang einer Erkältung nur wenig. So richtig „warm" wird es Ihnen erst, wenn der Wind-Kälte-Nässe-Zustand in einen Hitze-Zustand übergeht. Dann treten Hitze-Beschwerden auf: Sie haben jetzt deutliches Fieber, Sie schwitzen stark und sind oft durstig. Der Ausfluss aus der Nase wird dicker (Hitze trocknet!) und gelb. Zugluft (Wind) meiden Sie allerdings weiterhin. Laut TCM haben Sie jetzt die Wind-Hitze-Stufe Ihrer Erkältung erreicht. Nun müsste der TCM-Therapeut die Behandlung abändern, zum Beispiel würde er die Hitze kühlen. In diesem Fall geht also die TCM ähnlich vor wie die westliche Medizin.

Schmerzen: Stauung von Qi und Blut (Xue)

Chronische Schmerzen können auf ein Therapiehindernis hinweisen, wenn sie die Folge von dauerhaften Störungen im Bereich der Knochen oder Gelenke sind. Diese chronischen Ursachen müssen dann erst schulmedizinisch behandelt werden, ehe die TCM – heilend oder nur lindernd – greifen kann.

Muskel- und Sehnenschmerzen durch Verspannungen sind in unserer Gesellschaft weitverbreitet. Im Sinne der TCM bedeutet Schmerz immer, dass *Qi* und Blut *(Xue)* gestaut sind. In der TCM werden solche Verspannungsschmerzen deshalb als „schmerzhaftes Stauungs-Syndrom" bezeichnet und behandelt.

Bleibt nur die Frage: Wodurch stauen sich *Qi* und Blut *(Xue)*? Häufig wegen äußerer schädlicher Einflüsse, vor allem Wind, Kälte, Hitze und Nässe – einzeln oder „im Verein".

Die Tabelle 16 zeigt, welche verschiedenen Arten von Schmerzen die äußeren Disharmonisierenden Kräfte erzeugen.

Tabelle 16 Schmerzen durch äußere Ursachen

Schädlicher Einfluss	Art der Schmerzen
Kälte	Starke Schmerzen um ein Gelenk herum, die sich durch Wärme bessern
Wind	Wandernde Gelenkschmerzen
Nässe	Schmerzen durch geschwollene Gelenke
Hitze	Sehr starke Schmerzen mit heißen und geröteten Gelenken

Dass Kälte zu Schmerzen führt, lässt sich anhand der TCM-Theorien leicht erklären: Kälte bewirkt ein Zusammenziehen von Gefäßen und Gewebe und deshalb eine Stauung von *Qi* und Blut. Das Symptom einer solchen Stauung ist der Schmerz.

Sommerhitze

Die „Sommerhitze" ist eine besondere Form der äußeren schädlichen Einflüsse. Dieses Disharmoniemuster entspricht in der westlichen Medizin einem Hitzschlag oder, in milderer Ausprägung, einem Sonnenstich oder einem Sonnenbrand. Diese Beschwerden treten auf, wenn man sich im Sommer zu lange in der Sonne aufhält. Ziel der TCM ist es, die Sommerhitze zu kühlen. Das heißt natürlich zuerst einmal, dass weitere Sonnenbäder verboten sind. TCM-Therapeuten kennen außerdem verschiedene Arzneien und andere Mittel, die Hitze kühlen.

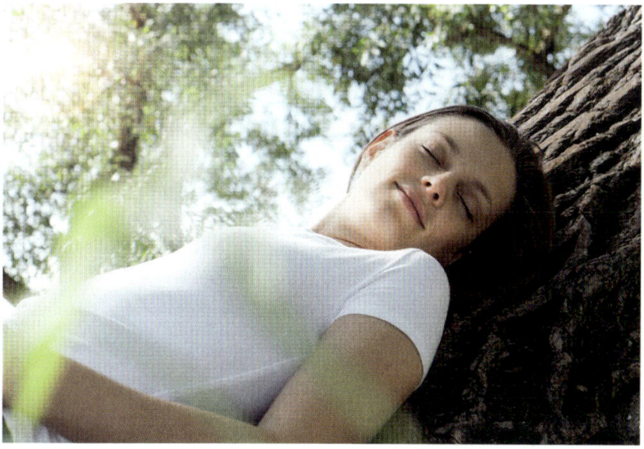

Herrlich, so ein Sommertag! Doch schützen Sie sich vor zu viel Hitze – sie kann das innere Gleichgewicht empfindlich stören.

Wenn der Schutz versagt

Jeder dieser schädlichen Umwelteinflüsse ist nach der Theorie der Fünf Elemente einem bestimmten *Zang-Fu*-Organ zugeordnet (▶ Tabelle 17 sowie Tabelle 5 auf Seite 32). Nun kann es passieren, dass einer dieser „Unruhestifter" die äußere Schranke des Körpers, das Abwehr-*Qi*, überwindet: entweder, weil er stark genug, oder weil das Abwehr-*Qi* zu schwach ist. Dann dringt er tiefer in den Körper ein und befällt genau das innere Organ, dem er zugeordnet ist.

Ein Kernpunkt der TCM ist die Annahme, dass die inneren Organe als körperlich-seelische Einflussgebiete betrachtet werden. Hier wird besonders deutlich, dass auch *Qi* materielle und Energiegestalt hat. Es äußert sich in körperlicher, geistiger und seelischer Form.

Tabelle 17 Die *Zang*-Organe und ihre Störfaktoren

Zang-Organ	Äußerer schädlicher Einfluss	Innerer schädlicher Einfluss
Lunge *(Fei)*	Trockenheit	Traurigkeit
Herz *(Xin)*	Hitze	Übermäßige Freude
Milz *(Pi)*	Nässe	Grübeln, Nachdenklichkeit
Leber *(Gan)*	Wind	Wut, Zorn, Ärger
Niere *(Shen)*	Kälte	Angst

Dringt der schädliche Faktor in den Körper ein, verändert er dort sein Wesen manchmal völlig. Wind-Kälte kann sich zum Beispiel in Hitze verwandeln, starke Hitze kann Wind hervorrufen.

Sie erinnern sich sicher an die vier Disharmoniemuster Fülle-Hitze und Leere-Hitze sowie Fülle-Kälte und Leere-Kälte, die ich Ihnen im Zusammenhang mit der Theorie von *Yin* und *Yang* vorgestellt habe (▶ Seite 28–29). In der Tabelle 18 erfahren Sie, welche verschiedenen Beschwerden diese Störungsmuster auslösen können, wenn es ihnen gelingt, ins Körperinnere vorzudringen. Man spricht dann von „Innerem Wind“, „Innerer Nässe“ und „Innerer Trockenheit“.

Tabelle 18 Innere Folgen äußerer Störungen

Störungsmuster	Befallenes Organ	Beschwerden
Innerer Wind	Leber *(Gan)*	Krämpfe und Lähmungen wie zum Beispiel bei Epilepsie und Schlaganfall
Innere Nässe	Milz *(Pi)*	Durchfall
Innere Trockenheit	Lunge *(Fei)*	Trockener Husten, chronische Bronchitis
	Dickdarm *(Dachang)*	Verstopfung

Die Innere Trockenheit betrifft nach den Grundsätzen der TCM streng genommen hauptsächlich die Lunge. Innere Trockenheit entsteht in unseren Breitengraden aber eher selten durch äußere Trockenheit, die ins Innere vordringt. Meist ist sie die Folge innerer Hitze, die die Körperflüssigkeiten *(Jinye)* verbraucht. Außer der Milz, die fast immer mit Nässe zu kämpfen hat, können alle inneren *Zang*-Organe „austrocknen“. Diese Störungen bezeichnet die TCM als *Yin*-Mangel-Muster oder „inneres Feuer“. Sie entstehen, weil übermäßige Hitze *(Yang)* die Flüssigkeit *(Yin)* verbraucht.

Schädliche Einflüsse von innen

Auch aus unserem eigenen Inneren aus können bestimmte Einflüsse die Harmonie unseres Körpers stören. Dass dies in unserer hektischen und stressbeladenen Leistungsgesellschaft gar nicht einmal so selten passiert, ist Ihnen sicher schon das ein oder andere Mal aufgefallen. Es handelt sich bei diesen „inneren Disharmonisierenden Faktoren“ um seelische Belastungen, wie sie wohl jeder von uns kennt.

Bestimmte „negative“ Gefühle sind im alltäglichen Stress an der Tagesordnung und völlig „normal“: Mal ist man zornig auf den Fahrer des Wagens, der einem die Vorfahrt genommen hat, mal auf die Ampel, die gerade dann auf Rot steht, wenn man es eilig hat ... Dann wiederum ärgert man sich, weil es genau an der Kasse im Supermarkt nicht weitergeht, in deren Schlange man selbst steht. Manchmal hat man auch Angst, im Beruf nicht alles zu schaffen. Zu dauerhaften schädlichen Einflüssen werden solche Gefühle erst, wenn sie einen fast ständig bedrängen. Entweder, weil man dafür besonders empfänglich ist, oder weil man ein besonders schlimmes Erlebnis nicht vergessen kann. Wieder gilt, dass jedem Gefühl ein bestimmtes *Zang*-Organ zugeordnet ist, das von negativen Einflüssen besonders betroffen ist (▶ Tabelle 17 auf Seite 61).

Folgende chinesische Weisheit macht Mut, sich der schädlichen Wirkung seelischer Belastungen zu erwehren: *Wir können nicht verhindern, dass die Vögel des Kummers und der Sorge um unsere Köpfe fliegen, aber wir können verhindern, dass sie dort ihre Nester bauen.*

Andere Unruhestifter

Neben den genannten Disharmonisierenden Kräften kennt die TCM noch andere, wichtige krank machende Einflüsse, die weder dem Außen noch dem Innen zugerechnet werden können. Dazu gehören zum Beispiel Fehler in der Lebensweise oder bestimmte Krankheitserreger und Giftstoffe, aber auch eine schwache Konstitution, Verletzungen und Unfälle.

Gegen einige dieser schädlichen Einflüsse ist leider „kein Kraut gewachsen“ – man kann sie kaum vermeiden –, einige Dinge liegen eben doch nicht in unserer Hand. Andere Störfaktoren jedoch, und zwar die meisten, kann man selbst ausschließen. Dazu zählen die Fehler in der Lebensführung, etwa bei der Ernährung, bei der Arbeit oder beim Sex.

Wenn Sie zu viel arbeiten, verbrauchen Sie Ihr *Qi*, hauptsächlich das der Milz. Auch zu viel Sex schwächt den Organismus. Denn nach chinesischer Vorstellung verbraucht man beim Sex viel Essenz *(Jing)* und Ursprungs-*Qi*. Beide Energien sind in der Niere gespeichert und verbrauchen sich im Laufe des Lebens, ohne wieder aufgefüllt zu werden. Wer sexuell zu aktiv ist, schadet also seiner Niere *(Shen)* und dem Funktionskreis Niere-Blase.

Auch sportliche Betätigung kann das *Qi* „leeren", wenn man sich dabei zu sehr verausgabt. Zwar gilt auch in der TCM, dass regelmäßiger Sport wichtig für die Erhaltung der Gesundheit ist, sie empfiehlt allerdings, eher das *Qi* als die Muskeln zu bilden: zum Beispiel durch Qigong (▶ Seite 121–136) oder Meridiangymnastik (▶ Seite 137–158).

Hinweise und Tipps für eine Ernährung, die zu ihrer persönlichen Disposition passt, finden Sie in Kapitel 6. Dort können sich sogar Ihren persönlichen Ernährungsplan zusammenstellen. Außerdem finden Sie einige ausgewogene Rezepte für drei tägliche Mahlzeiten zu jeder Jahreszeit.

Im vorangehenden und in diesem Kapitel haben wir ausführlich über die Theorien von *Yin* und *Yang* (▶ Seite 23–29), der Fünf Wandlungsphasen (▶ Seite 30–32), der Grundsubstanzen *Qi*, Essenz *(Jing)*, Blut *(Xue)*, Geist *(Shen)* und Körperflüssigkeiten *(Jinye)* (▶ Seite 38–46), der Meridiane als Netzwerk des Lebens (▶ Seite 46–50) und der Disharmonisierenden Kräften (▶ Seite 57–63) gesprochen. Nun sollten Sie in der Lage sein, mithilfe der Übersicht in Tabelle 19 Ihre chinesische Diagnose und die passenden Behandlungsmöglichkeiten zu finden. Aber Vorsicht: Konsultieren Sie unbedingt Ihren Arzt, wenn Sie erkrankt sind. Fragen Sie ihn, ob Sie die Empfehlungen dieses Buches bedenkenlos anwenden dürfen.

Tabelle 19 So finden Sie Ihre chinesische Diagnose und Therapie*

Beschwerden	Diagnose	Behandlungsmöglichkeiten	Seite
■ Sind Sie erkältet, ist Ihr Nasenschleim wässrig-dünn, frösteln Sie und haben kaum Fieber? ■ Sind Sie eher kälteempfindlich? ■ Bringt Ihnen Wärme Linderung?	Kälte	■ Nahrungsmittel mit den Eigenschaften „heiß" und „warm"	186
		■ Tuina-Gesundheitsmassage 1	88
		■ Moxa-Behandlung 1	112–113

Tabelle 19 So finden Sie Ihre chinesische Diagnose und Therapie*
(Fortsetzung)

Beschwerden	Diagnose	Behandlungs-möglichkeiten	Seite
■ Sind Sie erkältet, ist Ihr Nasenschleim gelblich und zäh, schwitzen Sie und haben Fieber? ■ Vertragen Sie Hitze eher schlecht? ■ Tut Ihnen Kühlung gut?	Hitze	■ Nahrungsmittel mit den Eigenschaften „kalt" und „erfrischend"	186
		■ Tuina-Gesundheitsmassage 1	88
■ Haben Sie irgendwo in Ihrem Körper Schmerzen? ■ Zum Beispiel in den Bereichen Kopf, Nerven, Glieder, Schultern, Rücken oder Gelenke?	Stauung von *Qi* und Blut *(Xue)*	■ Nahrungsmittel, die den Fluss des *Qi* regulieren und Stauungen auflösen	187
		■ Nahrungsmittel, die Blut-(*Xue*-)Stauungen beseitigen	186
		■ Tuina-Gesundheitsmassagen 1, 2, 5, 6 und 7	88–92
		■ Meridiangymnastik für den schmerzenden Muskelbereich	137–158
■ Leiden Sie unter Verstopfung? ■ Lindert Kälte Ihre Beschwerden? ■ Verschlechtert Hitze Ihren Zustand?	Hitze-Trockenheit im Darm	■ Nahrungsmittel mit den Eigenschaften „erfrischend" und „kalt"	186
		■ Nahrungsmittel, die den Darm befeuchten	186
		■ Tuina-Gesundheitsmassagen 11, 12	93–95

Tabelle 19 So finden Sie Ihre chinesische Diagnose und Therapie* *(Fortsetzung)*

Beschwerden	Diagnose	Behandlungs-möglichkeiten	Seite
■ Leiden Sie unter weichem Stuhlgang oder sogar Durchfall? ■ Bessert Wärme Ihre Beschwerden und verschlimmern sie sich bei Kälte?	Kälte	■ Nahrungsmittel mit den Eigenschaften „warm“ und „heiß“	186
		■ Nahrungsmittel, die Durchfall lindern	186
		■ Tunia-Gesundheitsmassage 6	91
		■ Moxa-Behandlung 5	117–118
■ Leiden Sie oft unter einem Völlegefühl? ■ Verschlechtert Kälte Ihr Befinden? ■ Tut Ihnen Wärme gut?	Stauung des *Qi* wegen Kälte	■ Nahrungsmittel mit den Eigenschaften „warm“ und „heiß“	186
		■ Nahrungsmittel, die den Fluss des *Qi* regulieren und Stauungen auflösen	187
		■ Moxa-Behandlung 6	118–119
■ Fühlen Sie sich dauernd müde, matt und kraftlos? ■ Fehlt Ihnen die Energie, um den Alltag „anzupacken“?	*Qi*-Mangel	■ Nahrungsmittel, die *Qi* und Blut *(Xue)* stärken	187
		■ Nahrungsmittel, die den Mittleren Erwärmer kräftigen	187
		■ Qigong-Übung „Wecke das *Qi*“	134–135
		■ Tuina-Gesundheitsmassagen 1, 2	88–89

Tabelle 19 So finden Sie Ihre chinesische Diagnose und Therapie*
(Fortsetzung)

Beschwerden	Diagnose	Behandlungsmöglichkeiten	Seite
■ Leiden Sie unter Stress? ■ Sind Sie öfter ärgerlich, besorgt, traurig oder ängstlich? ■ Sind Sie manchmal reizbar und aufbrausend?	Stauung des *Qi*	■ Nahrungsmittel, die den Fluss des *Qi* regulieren und Stauungen auflösen	187
		■ Nahrungsmittel, die den Geist *(Shen)* beruhigen	186
		■ Qigong-Übung „Stehen wie ein Pfahl"	130–134
		■ Tuina-Gesundheitsmassage 9	92–93
■ Haben Sie öfter mit Schlafstörungen zu kämpfen? ■ Können Sie vor allem nicht durchschlafen, oder stören Träume ihre Nachtruhe? ■ Sind Sie matt und erschöpft, oft unruhig oder reizbar?	Blut-(*Xue*-) Mangel in der Leber *(Gan)*	■ Nahrungsmittel, die das Blut *(Xue)* stärken	187
		■ Nahrungsmittel, die den Geist *(Shen)* beruhigen	186
		■ Nahrungsmittel, die die Leber *(Gan)* entspannen und beruhigen	187
		■ Moxa-Behandlung 4	116–117
■ Haben Sie öfter Ohrgeräusche? ■ Ist Ihnen manchmal schwindlig? ■ Schwitzen Sie nachts?	Nieren-*Yin*-Mangel	■ Nahrungsmittel, die Trockenheit befeuchten	187
		■ Nahrungsmittel, die Körperflüssigkeiten *(Jinye)* erzeugen	187

* Bevor Sie diese Tabelle für sich nutzen, beachten Sie bitte die Hinweise und Empfehlungen in Kapitel 6 ab Seite 183.

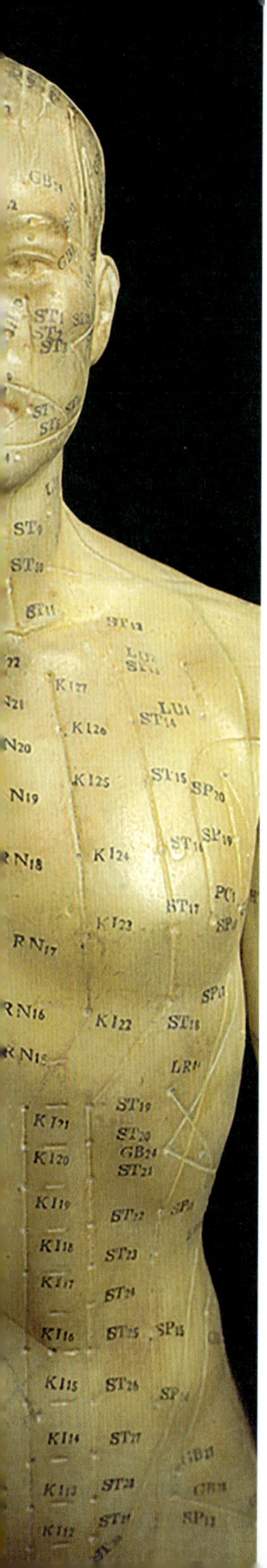

3 So hilft Chinesische Medizin

Wo die komplizierten Verfahren der modernen, westlich geprägten Medizin versagen, können oft einfache und natürliche Heilmethoden hilfreich sein. Die Chinesische Medizin nutzt die Schätze der Natur, sie braucht keine aufwendigen Apparaturen. Wo sie die westlichen Behandlungsmethoden nicht ersetzen kann, dient sie als wertvolle Unterstützung.

Möglichkeiten und Grenzen

Die TCM kann viele Krankheiten bessern oder heilen. Besonders erfolgreich ist sie bei chronischen Erkrankungen, die nicht auf eine bestimmte körperliche Schädigung zurückzuführen sind. Auch chronische Schmerzen können mit ihrer Hilfe oft beseitigt werden.

Ergänzung, nicht Konkurrenz

Auf den folgenden Seiten erfahren Sie mehr über die TCM-Verfahren der Fremdbehandlung (siehe auch Tabelle 1 auf Seite 6), also über das, was ein TCM-Therapeut verschreibt oder anwendet. Besonders dort, wo die Schulmedizin nicht mehr hilft, verbucht die Chinesische Medizin mit ihren sanften Methoden sehr gute Erfolge.

Beide Heilmethoden stehen deshalb für mich nicht in Konkurrenz zueinander. Sie können sich vielmehr ergänzen – die Grenzen sind allerdings fließend.

Ganz besondere Erfolge erzielt die TCM bei der Behandlung chronischer Erkrankungen, für die man keine schulmedizinische Ursache finden kann: Oft sind in solchen Fällen Röntgenaufnahmen, Computer-Schichtaufnahmen und Laborwerte „ohne Befund“. Das heißt, das betroffene Organ arbeitet zwar nicht normal, organische Veränderungen lassen sich jedoch nicht messen.

Wofür sich TCM besonders eignet

Bei uns im Westen ist besonders die Schmerzbehandlung mithilfe der Chinesischen Medizin bekannt. Vor allem die Akupunktur erzielt auf diesem Gebiet gute Ergebnisse. Doch auch andere Erkrankungen können mit den Methoden der TCM erfolgreich behandelt werden. In der folgenden Tabelle 20 finden Sie verschiedene Krankheiten und Beschwerden, bei denen sich die TCM allein oder als ergänzendes Verfahren zur Schulmedizin bewährt hat.

Tabelle 20 Anwendungsgebiete der Traditionellen Chinesischen Medizin

Kopf- und Gesichtsschmerzen	■ Kopfschmerzen (z. B. Migräne, Spannungskopfschmerz) ■ Gesichtsschmerzen ohne erkennbare Ursache (z. B. myofasziales Schmerzsyndrom) ■ Schmerzen des Kiefergelenks ■ Schmerzen der Kaumuskulatur ■ Chronische Schmerzen der Gesichtsnerven
Schmerzen des Stütz- und Bewegungsapparats	■ Gelenkschmerzen, z. B. an Hüfte, Knie, Ellenbogen, oder bei Schuppenflechte (Psoriasisarthropathie) ■ Schulter-Arm-Schmerzen ■ Hexenschuss ■ Ischiasschmerzen ■ Phantom- oder Stumpfschmerzen nach Amputation ■ Interkostalneuralgie ■ Muskelverspannungsschmerzen ■ Schmerzen nach einer Operation ■ Achillessehnenschmerzen
Erkrankungen des Stütz- und Bewegungsapparats	■ Sehnenentzündungen, z. B. an der Achillessehne oder „Tennisellenbogen" ■ Gelenkentzündung (Arthritis) ■ Bestimmte Formen von Rheuma ■ Funktionsstörung der Wirbelsäule (z. B. Bandscheibenschaden) ■ Chronische Entzündung der Knochengelenke (Morbus Bechterew) im Anfangsstadium
Erkrankungen der Atemwege	■ Infektanfälligkeit der Atemwege ■ Erkältungen ■ Akute und chronische Entzündungen der Nasennebenhöhlen ■ Asthma ■ Akute und chronische Bronchitis ■ Heuschnupfen
Herz-Kreislauf-Erkrankungen	■ Erkrankungen der Herzkranzgefäße ■ Leichtgradige Herzschwäche ■ Niedriger Blutdruck ■ Funktionsstörungen des Herzens ■ Funktionelle Herzbeschwerden (z. B. Herzrasen)

Tabelle 20 Anwendungsgebiete der Traditionellen Chinesischen Medizin *(Fortsetzung)*

Erkrankungen des Magen-Darm-Trakts	■ Zahnfleisch- und der Mundschleimhautkrankheiten ■ Krämpfe der Speiseröhre und des Mageneingangs ■ Akute und chronische Gastritis ■ Leber- und Gallenblasenerkrankungen (z. B. Hepatitis) ■ Reizdarmsyndrom ■ Zuckerkrankheit (Diabetes) ■ Durchfall und Verstopfung, Darmreizungen und -entzündungen (z. B. M. Crohn, Colitis ulcerosa)
Erkrankungen der Harnorgane	■ Nieren- und Blasenkrankheiten ■ Prostataerkrankungen
Frauenkrankheiten	■ Störungen der Regelblutung ■ Erkrankungen der Gebärmutter ■ Schwangerschafts- und Wochenbettbeschwerden ■ Beschwerden in den Wechseljahren
Hauterkrankungen	■ Allergien ■ Nesselsucht ■ Neurodermitis ■ Urtikaria ■ Schuppenflechte ■ Ekzeme ■ Lymphödem
Nervenerkrankungen	■ Multiple Sklerose ■ Nervenschmerzen (allgemeine und periphere Neuralgien, Postzosterneuralgie) ■ Anfallsartiger Drehschwindel ■ Gesichtslähmung ■ Lähmungen nach einem Schlaganfall ■ Dauernder Schluckauf
Psychische Erkrankungen	■ Anpassungsstörungen ■ Angsterkrankungen ■ Depressionen ■ Erschöpfungszustände, Schlafstörungen

Tabelle 20 Anwendungsgebiete der Traditionellen Chinesischen Medizin *(Fortsetzung)*

Sonstige Erkrankungen	■ Chronische Müdigkeit, Burnout ■ Hormonell bedingte Erkrankungen (z. B. Überfunktion der Schilddrüse) ■ Zeugungsunfähigkeit bei Mann und Frau ■ Somatoforme Schmerzstörungen

Tipp

Die Kosten für eine TCM-Behandlung werden von den Krankenkassen meist nicht oder nur teilweise übernommen, außer bei Ihrer Krankheit waren schon verschiedene schulmedizinische Behandlungen erfolglos. Lassen Sie sich von Ihrem TCM-Therapeuten einen genauen Kostenvoranschlag geben.

Wie Sie „Ihren" TCM-Therapeuten finden

Da die TCM auch bei uns in Deutschland mittlerweile weitverbreitet ist, wird es immer einfacher, einen geeigneten und erfahrenen TCM- Therapeuten zu finden. Zahlreiche Einrichtungen und Gesellschaften bilden heute Ärzte, Heilpraktiker und andere Therapeuten in allen Verfahren der TCM aus. Viele Fachkräfte gehen darüber hinaus für einige Monate oder sogar Jahre nach China, um dort an einer Universität für TCM ihr Wissen zu vertiefen.

Im Anhang zu diesem Buch finden Sie zahlreiche Adressen, die Ihnen bei der Suche weiterhelfen. Die dort aufgeführten Gesellschaften und Verbände können Ihnen bestimmt einige Therapeuten in Ihrer Nähe nennen. Beachten Sie bei der Wahl Ihres TCM-Therapeuten außerdem folgende Tipps:

Check

Ein erfahrener TCM-Therapeut ...

- stellt zunächst immer eine schulmedizinische Diagnose oder überweist Sie bei Bedarf an entsprechende Ärzte,
- wendet die TCM in Verbindung gegebenenfalls mit westlichen Behandlungsmethoden an,
- wendet diejenigen TCM-Verfahren an, die für Ihren ganz persönlichen Zustand angemessen sind, und kombiniert dabei mehrere Methoden miteinander,
- leitet Sie an, selbst bei der Behandlung mitzuhelfen, das heißt, er bietet Ihnen auch Verfahren der Eigenbehandlung an,
- klärt Sie vor Behandlungsbeginn genau über seine Vorgehensweise auf und bespricht mit Ihnen die anfallenden Kosten,
- kennt die Grenzen der TCM und berät Sie entsprechend.

Ich möchte noch einmal betonen, dass bei einer ernsten Erkrankung in der Regel schulmedizinische Verfahren, möglicherweise sogar eine Operation erforderlich sind. Das sollten Sie vorher unbedingt abklären. In solchen Fällen kann die TCM jedoch häufig unterstützend angewendet werden. Besprechen Sie diese Fragen mit Ihrem TCM-Therapeuten und mit dem behandelnden Schulmediziner.

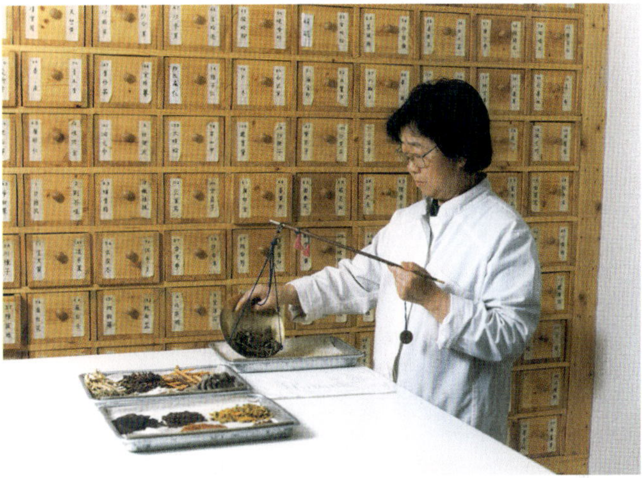

Viel Erfahrung ist nötig, um die richtigen Heilmittel auszuwählen.

Behandlung in einer TCM-Klinik

Sie haben auch die Möglichkeit, sich in einer Klinik behandeln zu lassen, in der Verfahren der TCM angewendet werden (Adressen ▶ Anhang). Dort arbeiten oft westliche und chinesische Therapeuten zusammen: Sie achten bei der Aufnahme der Patienten genau darauf, ob bereits alle sinnvollen schulmedizinischen Maßnahmen ausgeschöpft wurden. Und sie überprüfen, ob die TCM in Ihrem Fall sinnvoll eingesetzt werden kann. Am Beispiel der TCM-Klinik in Bad Kötzting, einer Fachklinik für Psychosomatik und Psychotherapie in Verbindung mit Traditioneller Chinesischer Medizin, erfahren Sie, wie der Aufenthalt in einem solchen Haus abläuft.

Tipp

Bei allen gesetzlichen wie bei privaten Krankenversicherungen empfiehlt es sich, vor der stationären Behandlung einen Kostenübernahmeantrag zu stellen. Die Kostenübernahme erfolgt in der Regel nach Prüfung und positiver Bewertung durch den Medizinischen Dienst der Krankenkassen.

Info

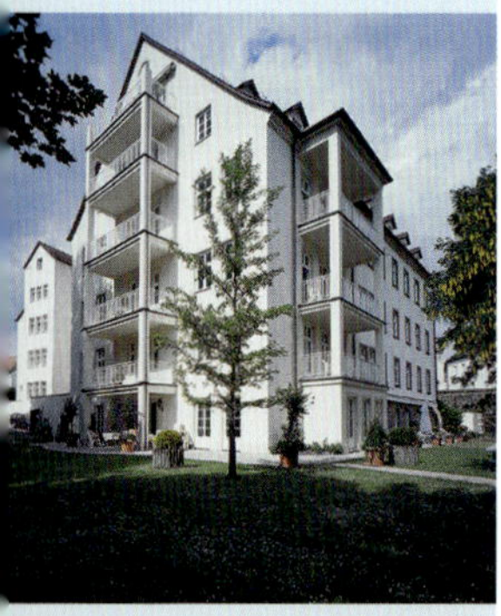

Die TCM-Klinik Bad Kötzting

Ein Aufenthalt in der TCM-Klinik Bad Kötzting

- Die TCM-Klinik Bad Kötzting ist ein zugelassenes Krankenhaus, d.h., alle gesetzlichen Krankenkassen übernehmen die Kosten für eine medizinisch notwendige stationäre Krankenhausbehandlung. Ein chinesisches und ein westliches Ärzteteam, Psychotherapeuten und Gesundheitswissenschaftler arbeiten Hand in Hand.
- Patienten werden nach eingehender Untersuchung in die Klinik aufgenommen. Die Ärzte erstellen zunächst eine chinesische Diagnose und einen schriftlichen Therapieplan, der alle notwendigen Therapiemaßnahmen einschließt. Zusätzlich wird eine schulmedizinische Diagnose erstellt. Schulmedizin und Chinesische Medizin ergänzen sich.
- Die Arzneirezepturen (Dekokte) werden individuell für den Patienten zusammengestellt und in der klinikeigenen Apotheke von chinesischen Apothekern täglich frisch zubereitet.
- Akupunktur- und Tuina-Behandlung wechseln in der Regel von Tag zu Tag ab. Bei Bedarf wird eine sanftere energetische manuelle Therapie verordnet. Zusätzlich leitet ein chinesischer Qigong-Meister täglich für alle Klinikpatienten eine Qigong-Übungsstunde.
- In der Klinik wird vollwertig gegessen. Die Patienten werden ausführlich ernährungsmedizinisch über die für sie geeignete Vollwert- oder TCM-Kost beraten.
- In regelmäßigen Abständen überprüfen die Ärzte die therapeutischen Fortschritte. Bei Bedarf passen sie den Behandlungsplan den Erfordernissen an.
- In der Klinik wird auf eine ruhige, angenehme Atmosphäre geachtet. Denn auch das ist TCM-Weisheit: Wer sich wohlfühlt, wird schneller gesund.
- Der Klinikaufenthalt dauert in der Regel etwa vier Wochen. Reicht diese Zeit nicht aus, um die Beschwerden langfristig zu bessern, überweist der Klinikarzt den Patienten zur ambulanten Nachbehandlung an einen niedergelassenen TCM-Therapeuten.
- Die Lebensstilmedizin spielt gerade bei chronisch Kranken eine wichtige Rolle, da eine nachhaltige Verbesserung auch durch psycho-edukative Maßnahmen im Bereich Bewegung, Ernährung und Stressmanagement erreicht werden kann. Die Betreuung erfolgt in Einzel- und in Gruppensitzungen.

Nach stationärer Behandlung bietet sich das Bad Kötztinger Lebensstilprogramm zur nachhaltigen Verbesserung und Förderung der Gesundheit an. Hier werden moderne europäische und bewährte chinesische Therapiemaßnahmen und Übungen im Sinne einer individuellen Lebensstilpflege kombiniert, nach dem Motto: das Beste aus zwei Welten.

Arzneien aus dem Garten der Natur

Die Arzneitherapie ist in China das wichtigste Verfahren der TCM. Sie zählt dort zur „Inneren Medizin". Denn die Chinesen setzen sie in erster Linie zur Behandlung innerer Erkrankungen ein. Die Stoffe dafür holen sie direkt aus dem Garten der Natur. Sie sind pflanzlichen, tierischen oder mineralischen Ursprungs.

Pflanzen, Tiere und Mineralien

Die chinesische Arzneitherapie setzt pflanzliche, mineralische und tierische Naturstoffe als Heilmittel ein. Sie haben richtig gelesen: auch tierische Stoffe. Aber keine Sorge: Westliche TCM-Therapeuten verwenden ausschließlich Kräuter und mineralische Naturstoffe.

Die richtige Mischung macht's

Chinesische Arzneien gibt es in verschiedenen Formen:

- als Dekokt, einem Sud aus abgekochten Heilstoffen,
- in Form von Pillen oder Tabletten,
- als Salben, Pflaster, Tinkturen, Extrakte oder Bäder.

In unseren Breiten werden die TCM-Arzneien meistens in Form eines Dekokts verabreicht und verschrieben. In sehr seltenen Fällen werden chinesische Arzneien einzeln verschrieben, meist werden mehrere kombiniert.

Meist als Dekokt

Ein chinesisches Arzneidekokt ist ein sehr wirksames Medikament, das aus einer Auswahl von etwa 2000 Substanzen für jeden Patienten individuell zusammengestellt wird. Dies erfordert viel Fachkenntnis und Erfahrung. Deshalb dürfen diese Rezepturen auch nur von TCM-Therapeuten verschrieben werden – andernfalls kann eine solche Mixtur sogar gefährlich sein.

Hier ist eine einfache Anleitung, wie Sie ein Dekokt selbst zubereiten können, nachdem Ihnen eine Rezeptur verschrieben und Sie die entsprechenden Arzneien in der Apotheke gekauft haben.

Info

So bereiten Sie ein Dekokt zu

Ein Dekokt enthält im Durchschnitt sechs bis acht Arzneien, die sich gegenseitig in ihrer Wirkung verstärken.

- Etwa 400 ml kaltes Wasser in einen Topf geben. Eine Tagesportion der Arzneimischung rund 60 Minuten lang darin einweichen.
- Auf kleiner Flamme 30 Minuten köcheln lassen, bis sich der Sud auf 100 ml reduziert hat. Den Sud durch ein Sieb gießen und auffangen.
- Die Arzneien aus dem Sieb nochmals in 200 bis 300 ml Wasser geben und die Flüssigkeit erneut bei mittlerer Hitze auf 100 ml einkochen.
- Die beiden aufgefangenen Flüssigkeiten (insgesamt 200 ml) mischen und in zwei Portionen pro Tag à 100 ml in einem Abstand von sechs bis acht Stunden trinken.

Manchmal bieten Apotheken den besonderen Service, das Dekokt für Sie herzustellen. Dann haben Sie damit keine Arbeit.

Sie können das Dekokt sowohl warm als auch kalt trinken. Am praktischsten ist es, gleich mehrere Tagesportionen auf einmal herzustellen. Die Dekokte kann man im Kühlschrank aufbewahren. Sie sollten aber nicht eiskalt getrunken, sondern vorher etwas aufgewärmt werden.

Ein Dekokt wird oft als „Chinesischer Arzneitee“ bezeichnet, aber das ist nicht ganz richtig. Denn bei einem Tee gießen Sie bekanntlich heißes Wasser auf Kräuter – den Aufguss lassen Sie dann einige Zeit ziehen. Beim Dekokt hingegen müssen Sie die Rezepturbestandteile zunächst in kaltem Wasser einweichen. Schließlich wird alles zusammen abgekocht.

Östliche Heilmittel im Westen

Sie werden sich nun fragen, wie um alles in der Welt Sie denn bei uns im Westen an die Heilstoffe kommen sollen, die Ihnen ein TCM-Therapeut zum Beispiel für ein Dekokt verschrieben hat. Keine Angst, das ist gar nicht so schwer: Fragen Sie einfach Ihren TCM-Therapeuten, andere Patienten oder suchen Sie im Internet nach einer Apotheke in der Nähe, die sich mit chinesischen Rezepturen auskennt – es gibt mittlerweile viele von ihnen. Einige Versandadressen finden Sie im Anhang. Manche Apotheken bieten sogar einen Online-Versand an.

Zwei Dinge sind besonders wichtig: die Qualität der Arzneien und die Kosten für die Rezeptur. Die Qualität der chinesischen Arzneien ist je nach Importfirma sehr unterschiedlich. Fragen Sie ruhig Ihren Apotheker nach Firmen, die ihre Ware regelmäßig kontrollieren lassen. Sonst enthalten die „Heil"-Stoffe womöglich Schwermetalle oder Ähnliches.

Die Kosten für eine chinesische Rezeptur übernimmt unter Umständen die Krankenkasse. Am besten klären Sie das Thema Kostenübernahme schon vor Beginn der Behandlung mit Ihrem TCM-Therapeuten ab.

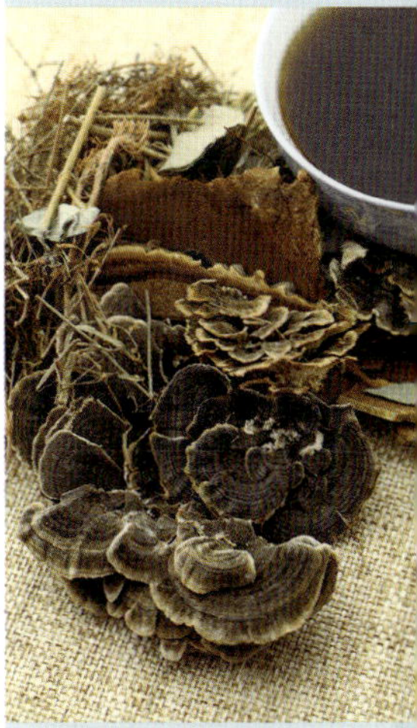

Ein Dekokt enthält im Durchschnitt sechs bis acht Arzneien, die sich gegenseitig in ihrer Wirkung verstärken.

Akupunkturnadeln, Moxa-Feuer und Tuina-Massage

Akupunktur und Moxa-Behandlung werden zusammen mit der Tuina-Therapie in der TCM als „Äußere Medizin" bezeichnet. Denn traditionell wurden diese Verfahren hauptsächlich gegen Erkrankungen der Haut, der Muskeln oder

Wegen ihrer kühlenden Wirkung werden Mikroaderlass, Pflaumenblütennadeln und Schröpfen oft gemeinsam eingesetzt, um Hitze-Zeichen wie rote, heiße Haut, Fieber, Verlangen nach kalten Getränken und Verstopfung zu bekämpfen. Die wärmenden Verfahren wie brennende Nadeln und Moxa-Behandlung werden dagegen bei Kälte-Zuständen wie Frösteln, Verlangen nach heißen Getränken und Wärme eingesetzt.

Info

der Sehnen eingesetzt – die nach chinesischer Vorstellung zum „Außen" gehören.

Starke Reize dämpfen, schwache regen an

Akupunkturpunkte sind besondere Körperstellen, die auf den Meridianen liegen. Über diese Punkte sind letztlich alle Organe unseres Körpers beeinflussbar.

Die wohl bekannteste Form der Akupunktur ist die Akupunktur mit Nadeln. Allerdings gibt es noch einige andere Behandlungsverfahren, die zur Akupunktur zählen.

Die Verfahren der Akupunktur

- Stechen der Akupunkturpunkte mit Stahlnadeln oder brennenden Nadeln,
- Abbrennen von Moxa-Wolle auf Akupunkturpunkten und anderen besonderen Punkten der Haut oder das Erwärmen von Akupunkturpunkten mit einer Moxa-Zigarre,
- „kleiner Aderlass" oder „Mikroaderlass", bei dem eine oberflächliche Vene, zum Beispiel in der Kniekehle, zum Bluten gebracht wird,
- Behandlung mit der Pflaumenblütennadel, mit der die Haut über bestimmten Körperpunkten beklopft wird,
- Schröpfen mit Schröpfköpfen, die auf bestimmte Hautgebiete einen starken Saugreiz ausüben.

Heilende Nadeln

Die Nadel-Akupunktur kann kräftigend oder beruhigend wirken – es kommt ganz darauf an, wie der TCM-Therapeut „die Nadel führt". Aus der Nervenheilkunde wissen wir, dass starke Reize eher hemmen, während schwache Reize eher anregen. Gemäß dem Prinzip der Behandlung mit dem Gegenteil bedeutet Folgendes: Angenommen, Sie leiden unter einem Mangel- bzw. Schwäche-Zustand, der sich durch Mattigkeit, Erschöpfung, Kurzatmigkeit und so weiter äußert. Dann müsste Ihr TCM-Therapeut mit den Nadeln einen schwachen Reiz setzen, der Ihr *Qi* anregt. Wären Sie

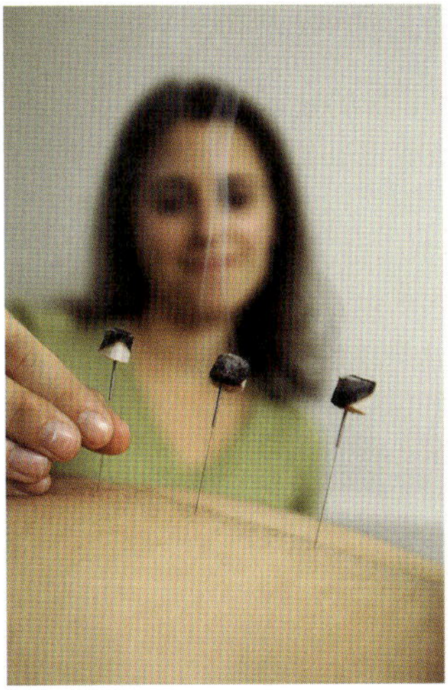

Bei der Methode der „erwärmten Nadel“ dringt die heilende Wärme über den Nadelschaft tief ins Gewebe ein.

dagegen in einem Fülle-Zustand, also zum Beispiel erregt und reizbar, würde er die Behandlungsstrategie entsprechend umkehren.

Am besten sind Einmalnadeln

Für die Akupunktur stehen grundsätzlich verschiedene Nadeln aus unterschiedlichen Metallen und mit unterschiedlicher Dicke und Länge zur Verfügung. Die Wahl der Nadel richtet sich nach dem zu stechenden Akupunkturpunkt. Ich empfehle Ihnen, darauf zu achten, dass Ihr Therapeut sterile Einmalnadeln anwendet. Diese werden nach einmaligem Gebrauch weggeworfen und erfüllen die hygienischen Anforderungen daher am besten.

Haben Sie Bedenken, dass die Akupunkturnadeln wehtun könnten? Ich kann Sie beruhigen: Meist spürt man kaum etwas. Nur bei einigen Punkten kann es etwas stärker „piksen“.

Das Qi muss „prickeln“

Nachdem der TCM-Therapeut bzw. Akupunkteur die chinesische Diagnose gestellt hat, bereitet er einen genauen Behandlungsplan vor. Er wählt dabei eine Reihe von Akupunkturpunkten aus, die unbedingt berücksichtigt werden müssen. Die richtige Auswahl der Punkte ist entscheidend, wenn die Akupunktur erfolgreich sein soll. Ebenso wichtig ist natürlich, dass er den Akupunkturpunkt genau trifft.

Das „Ankommen des Qi"

Auch die Stichrichtung der Akupunkturnadel kann entscheiden, ob die Behandlung anregend oder beruhigend wirkt: Im ersten Fall sticht der Akupunkteur die Nadel in Verlaufsrichtung des jeweiligen Meridians ein, im zweiten Fall entgegen der Verlaufsrichtung.

Nach dem Einstechen „zwirbelt" der Akupunkteur die Nadel zwischen seinen Fingern leicht hin und her. Auf diese Weise versucht er, das sogenannte „Nadel-" oder „*Deqi*-Gefühl" auszulösen. „*Deqi*" heißt so viel wie „Ankommen des *Qi*". Denn das Ziel der Akupunktur besteht darin, das *Qi* dort, wo es sich gestaut hat, durch den Nadelreiz wieder zum Fließen zu bringen. Sie werden beim *Deqi* ein leichtes Elektrisieren empfinden, das vielleicht sogar ein bisschen vom Akupunkturpunkt weg ausstrahlt. Dies ist ein Zeichen dafür, dass die Behandlung anschlägt. Die Akupunktur ist nur dann wirksam, wenn dieses Gefühl entsteht.

Kniffe eines Akupunkteurs

Sie werden sich vielleicht fragen, wie es ein TCM-Therapeut fertigbringt, dass die Akupunkturnadel einmal unterstützend und ein anderes Mal dämpfend wirkt. Das ist gar nicht so schwer. Um den Akupunkturpunkt nur schwach zu reizen, also einen stärkenden Effekt zu erzeugen, muss er zum einen eine dünne Nadel wählen. Zum anderen darf er das *Deqi* nur einmal auslösen und muss die Nadel dann 20 bis 30 Minuten steckenlassen. Lautet die Behandlungsstrategie hingegen zu beruhigen, verwendet er eine dickere Nadel und löst das *Deqi* mehrmals hintereinander aus. Auf diese Weise setzt er einen starken Reiz.

Reflexzonen – der Körper im Kleinen

In bestimmten Hautbereichen liegen viel mehr Akupunkturpunkte als in anderen – zum Beispiel am Ohr. Mithilfe der Ohrpunkte kann ein Akupunkteur den gesamten Körper beeinflussen, nicht nur ein bestimmtes Organ. Diese Gebiete heißen „Reflexzonen", die wichtigsten werden im Folgenden vorgestellt.

Info

Sonderformen der Akupunktur

Beispiele für Reflexzonen sind das Ohr, der Mund, die Kopfhaut, die Hand und die Füße. Für diese speziellen Bereiche unseres Körpers haben sich ganze Behandlungssysteme entwickelt. Ich möchte sie als „Sonderformen der Akupunktur" bezeichnen:

- Ohr-Akupunktur, die meist zur Unterstützung der „normalen" Akupunktur eingesetzt wird,
- Schädel-Akupunktur, die in China etwa seit 1970 ausgeübt wird,
- Mund-Akupunktur, die von dem Münchner Arzt Jochen Gleditsch entwickelt wurde, wobei die Punkte nicht gestochen, sondern mit einem örtlichen Betäubungsmittel angespritzt werden – ähnlich wie bei der „Neuraltherapie", einem westlichen Naturheilverfahren.
- Fußreflexzonen-Massage, die nach Meinung der alten Chinesen unter anderem bei Potenzproblemen hilft.

Diese Behandlungssysteme sind sehr wirksam, wenn ein geschulter und erfahrener Therapeut sie ausübt. In den falschen Händen können sie hingegen großen Schaden anrichten.

Ohr-Akupunktur

Akupunkturpunkte am Ohr werden durch Einmalnadeln oder Dauernadeln gereizt. Manchmal werden auch Samenkörner verwendet, die durch ein Pflaster festgehalten werden. Der Patient kann die Körner dann durch das Pflaster hindurch ein bis zwei Mal am Tag massieren und so den Punkt anregen.

Die Haut über Akupunkturpunkten weist einen verringerten elektrischen Widerstand auf. Deshalb werden zum Aufsuchen der Punkte am Ohr, die meist sehr eng nebeneinander liegen, elektrische Hautwiderstandsmessgeräte verwendet.

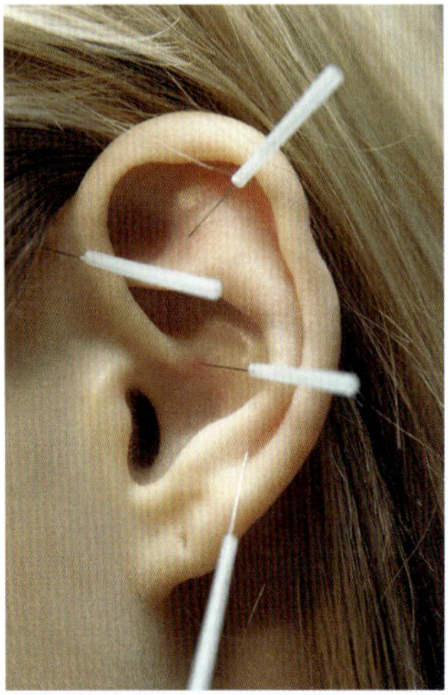

Am menschlichen Ohr befinden sich besonders viele Akupunkturpunkte, die auf den ganzen Körper wirken.

Akupunktur mit Strom und Laser

Neben dem „Nadeln“ haben sich vor allem im Westen andere Möglichkeiten entwickelt, um Akupunkturpunkte zu reizen. Besonders erwähnenswert sind die Elektrostimulations-Akupunktur und die Laser-Akupunktur. Strom wird vor allem zur Schmerzbehandlung und zur Betäubung eingesetzt.

Tatsächlich ist es möglich, bestimmte Akupunkturpunkte so zu reizen, dass einfache Operationen fast schmerzfrei durchgeführt werden können. Diese Methoden eignen sich zum Beispiel gut für das Zähneziehen. Allerdings verschwindet bei der Elektrostimulations-Akupunktur nach meinen Erfahrungen der Schmerz nicht ganz, er wird nur gelindert. Die Laser-Akupunktur ist überhaupt nicht schmerzhaft. Besonders hilfreich sind beide Methoden deshalb für Kinder oder sehr schmerzempfindliche Menschen.

Zhenjiu heißt „stechen und brennen"

Das chinesische Wort für Akupunktur ist „*Zhenjiu*" (Aussprache: „Dschentschiu"), das bedeutet „stechen und brennen". Für die Chinesen ist das Stechen von Nadeln in bestimmte Körperpunkte untrennbar mit der „Moxibustion", also dem Abbrennen von Moxa-Wolle (getrocknetes Beifußkraut) auf diesen Körperpunkten verknüpft.

Tipp

In Kapitel 4 finden Sie ab S. 109 Moxa-Behandlungen, die Sie selbst durchführen können.

Moxa – Wärme mit starker Wirkung

Das Erwärmen von Akupunkturpunkten hat eine ganz besondere Wirkung: Die Moxa-Behandlung wird vor allem bei Kälte-Zuständen eingesetzt. Falls Sie also oft frösteln und zu kalten Händen und Füßen neigen oder Kälte und Wind nicht mögen, ist diese Behandlungsmethode für Sie gut geeignet.

Westliche Akupunkteure lassen die Moxa-Wolle oft weg – vermutlich wegen des eigentümlichen Geruchs, der beim Verbrennen entsteht. Er setzt sich leicht fest, wenn man nicht ausreichend lüftet.

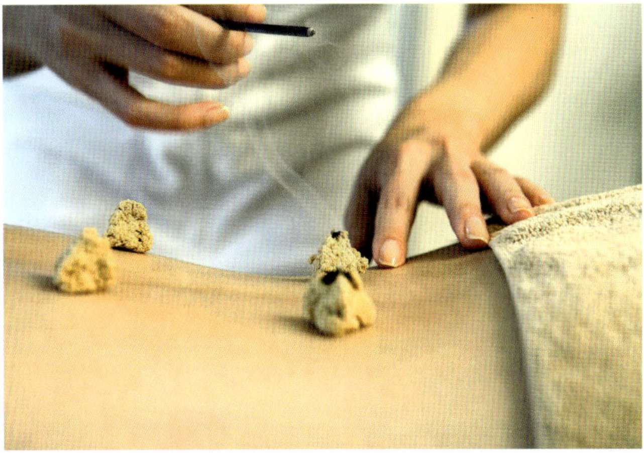

Ein brennender Moxa-Kegel entfaltet auf der Haut eine starke Heilwirkung. Er darf aber nur von einem TCM-Therapeuten angewendet werden.

Mikroaderlass, Pflaumenblütennadel und Schröpfkopf spielen in der TCM eine eher untergeordnete Rolle.

Tuina – Massage der sanften Hände

Tuina-Massage ist Be-„Hand"-lung im wahrsten Sinne des Wortes. Durch Berührungen mit seinen Händen - einmal sanft, einmal fest, aber stets behutsam und vorsichtig - untersucht und behandelt der Masseur Ihren Körper. Die Wurzeln der Tuina-Massage reichen zurück bis ins 4. Jahrhundert vor Christus. Allerdings wussten schon Steinzeitmenschen um die heilende Kraft der Hände gegen bestimmte Krankheiten.

Ähnlich der westlichen Akupressur

„Akupressur" ist zwar ein westlicher Begriff, doch die dabei verwendete Technik ist chinesischen Ursprungs: Das „Drücken-Pressen" ist eine der 18 Grundtechniken der Tuina-Massage.

Die Tuina-Therapie ist am ehesten mit der Akupressur zu vergleichen. Nur mit seinen Händen übt der Tuina-Therapeut auf den Körper verschiedene Reize aus: Er drückt, schiebt, zieht, presst, reibt, kratzt, greift und so weiter - aber immer sanft.

Diese Techniken sind in der westlichen Massage natürlich auch üblich. Das Besondere an Tuina ist jedoch, dass sie sich auf die Akupunkturpunkte und Meridiane konzentriert. Darüber hinaus umfasst die Tuina-Massage auch einfache Bewegungsübungen und Techniken, die zum Beispiel leicht verschobene Wirbel wieder einrenken. Auch im Westen kennen wir solche Einrenkverfahren für leicht „entgleiste" Knochen, zum Beispiel die „Chiropraktik" oder die „Osteopathie".

Hilfe bei zahlreichen Beschwerden

Die Tuina-Therapie ist vielseitig einsetzbar, zum Beispiel bei chronischen Schmerzen, vor allem wegen Muskelverspannungen, bei Erkrankungen der Knochen und Gliedmaßen, bei Kinderkrankheiten sowie bei inneren Krankheiten und bei Frauenleiden.

Die Tuina-Massage gehört zu den TCM-Verfahren, die Sie ohne Therapeut auch selbst anwenden können. Dann hat sie den Zweck, vorbeugend die Gesundheit zu erhalten, etwa durch die Gesundheits-, Fitness- oder die Schönheits-Massage (▶ Kapitel 4 ab Seite 87). Oder Sie unterstützen mit der Massage zu Hause die Behandlung durch den TCM-Therapeuten.

Gua Sha – Pressen und Streichen

Diese traditionelle medizinische Heilungstechnik aus Ostasien wird nicht nur von Therapeuten, sondern kann auch zu Hause als Selbstbehandlungsmethode angewendet werden. Mit einem speziellen Schaber oder mit einem geeigneten abgerundeten Gegenstand wie z.B. einer Münze oder einem asiatischen Suppenlöffel wird auf einem eingeölten Bereich der Körperoberfläche in eine Bewegungsrichtung gepresst und gestrichen. Dadurch werden in therapeutischer Absicht vorübergehende leichte Hautblutungen (Petechien) erzeugt.

Gua Sha ist eine auch von Laien leicht durchführbare Technik, die in Asien weitverbreitet und auch in Europa immer bekannter wird. Angewendet wird Gua Sha bei Schmerzen und Verspannungen, bei akuten Infekten und vielen anderen, akuten und chronischen Störungen.

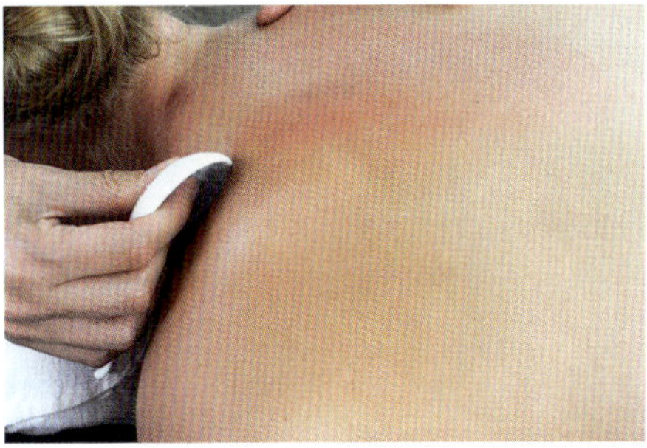

Die Press- und Streichtechnik Gua Sha kann leicht zu Hause angewendet werden.

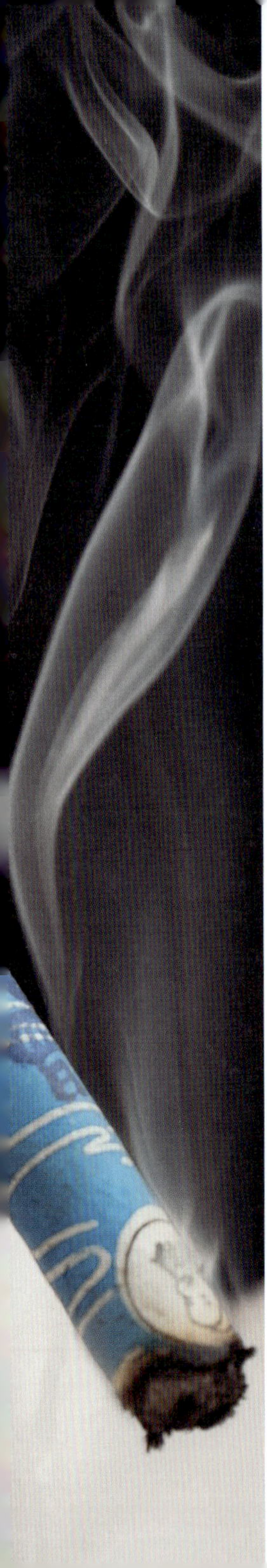

4 Massage und Moxa für Ihr Wohlbefinden

Gesundheit und selbst Schönheit sind keine Geschenke der Götter. Wenn Sie Ihren Körper regelmäßig mit Tuina-Massagen und Moxa-Behandlung pflegen, können Sie sich eine vitale und jugendliche Ausstrahlung bis ins hohe Alter erhalten.

Schönheit und Lebenskraft durch Tuina-Massage

Die Tuina-Massage ist einer der Schätze der TCM, die nicht nur als Fremdbehandlung durch einen Therapeuten angewendet wird, sondern auch als Eigenbehandlung geeignet ist. Sanft in der Anwendung hat sie dennoch starke Wirkungen: Leichtes Klopfen, Kneten, Drücken, Streichen oder Greifen lässt die Energie wieder strömen, verleiht dem Körper Gesundheit und mehr Vitalität, Ausstrahlung und Schönheit. Ich habe drei Formen der Eigenmassage ausgewählt, die ich in den folgenden Abschnitten mit Übungen für jeden Tag vorstellen werde: die Gesundheitsmassage (Übungen ab Seite 88), die Schönheitsmassage (ab Seite 96) und die Fitnessmassage (ab Seite 105).

Zur Tuina-Massage, auch „Chinesische Manuelle Therapie" genannt, gehören alle Behandlungsmaßnahmen der Chinesischen Medizin, bei denen der Therapeut lediglich seine eigenen Hände als Werkzeug benutzt. Er übt damit milde bis starke – aber immer behutsame – Kräfte auf Akupunkturpunkte oder erkrankte Körpergebiete aus. Das Besondere an der Tuina-Massage ist, dass Sie sie auch ohne „fremden" Masseur bei sich selbst anwenden können. Und dass Sie sie sowohl gegen bereits bestehende Beschwerden einsetzen können, als auch vorbeugend, um Ihre Gesundheit zu erhalten.

Gesundheitsmassage – sanfte Entspannung

Mithilfe der folgenden Tuina-Massage können Sie Tag für Tag aktive Gesundheitsvorsorge betreiben – und Krankheiten erst gar nicht entstehen lassen. Gezielte Griffe und Massagen stärken den *Qi*-Fluss im ganzen Körper und beruhigen das Nervensystem und die inneren Organe. Die Übungsreihe hilft außerdem dabei, sich nach seelischem oder körperlichem Stress zu entspannen.

Am besten setzen Sie sich bei der Anwendung auf einen Hocker.

Tipp

Alle Tuina-Massagen sollten stets möglichst spiegelbildlich beziehungsweise beidseitig durchgeführt werden. Bitte beachten Sie: Falls Sie eine Entzündung, ein Geschwür oder eine Hautkrankheit haben, behandeln Sie bitte die betroffenen Körperstellen nicht. Dies gilt für alle Tuina-Massagen.

Teilübung 1 Drücken und kneten Sie kurz mit Daumen oder Zeigefinger auf den höchsten Punkt Ihres Scheitels.

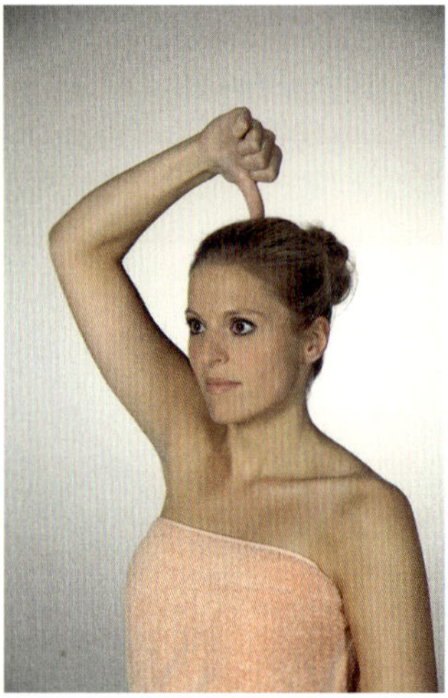

Teilübung 1: Mit dem Daumen oder Zeigefinger den höchsten Punkt des Scheitels drücken und kneten.

Teilübung 2 Drücken und kneten Sie nun kurz mit den beiden Daumen die Punkte, die links und rechts neben Ihrem Halsmuskel in der Mulde unterhalb des Schädelknochens liegen.

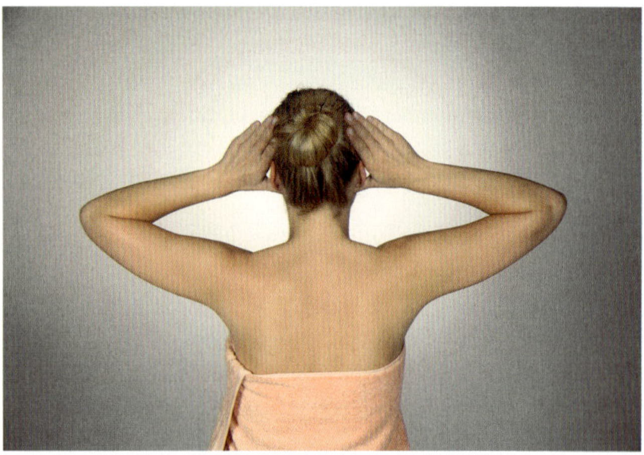

Teilübung 2: Mit beiden Daumen die Punkte links und rechts neben dem Halsmuskel drücken und kneten.

Die Übungen 1 und 2 helfen gegen Müdigkeit, Kopfschmerz, Schwindel und Erkältungskrankheiten.

Teilübung 3 Legen Sie Ihre Handflächen so über beide Ohren, als wollten Sie sich die Ohren fest zuhalten. Die Mittelfinger liegen dabei auf dem Hinterkopf auf. Legen Sie nun die Zeigefinger über die Mittelfinger. Dann lassen Sie mit einem deutlichen „Plopp“ die Zeigefinger auf den Hinterkopf herunterschnappen. Machen Sie diese Bewegung 30 Mal. Nehmen Sie anschließend Ihre Hände schnell wieder von den Ohren weg. Wiederholen Sie den Übungsteil 3 noch fünf Mal. Mit dieser Technik können Sie die Gehirnaktivität und das Hörvermögen stärken.

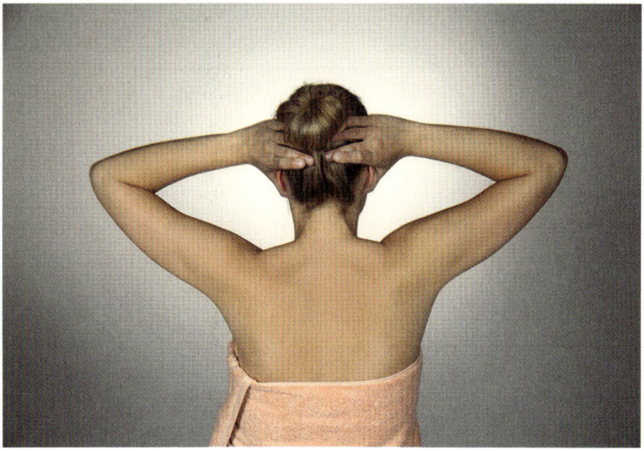

Teilübung 3: Die Handflächen liegen über den Ohren, die Mittelfinger auf dem Hinterkopf, die Zeigefinger darüber. Mit einem „Plopp" schnappen die Zeigefinger auf den Hinterkopf.

Teilübung 4 Legen Sie beide Handflächen mit geschlossenen Fingern auf Ihren Nacken, die eine Hand direkt unterhalb des Kopfes, die andere etwas weiter unten an den Halsrücken. Greifen Sie dann die Nackenmuskeln mit den Fingern Ihrer beiden Hände. Versuchen Sie, die Muskelstränge gleichzeitig zwischen den Handwurzeln zu pressen. Halten Sie sie auf diese Weise etwa eine Minute lang fest, selbst

Tipp

Schließen Sie bei Teilübung 3 Ihre Hände so über den Ohren, dass sie sozusagen „schalldicht" abgedeckt sind – nur dann erfüllt sie den gewünschten Zweck.

wenn es ein bisschen zwickt. Sie werden anschließend die Entspannung in den Muskeln spüren.

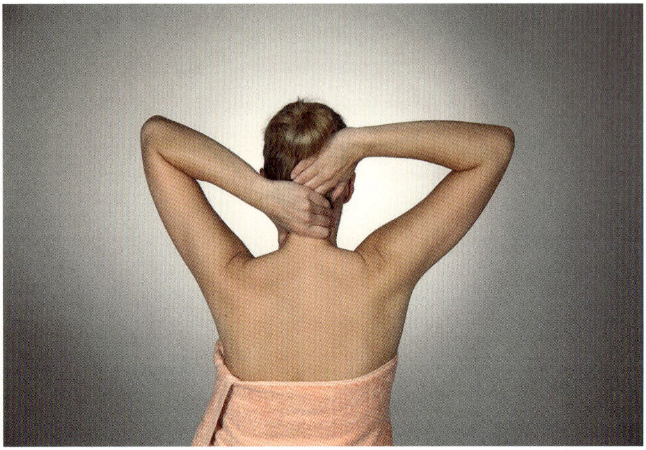

Teilübung 4: Die Handflächen liegen auf Nacken und Halsrücken. Die Nackenmuskeln mit den Fingern greifen und die Muskelstränge zwischen den Handwurzeln pressen und ca. eine Minute lang halten.

Teilübung 5 Kneten Sie nun jeweils den Knochen, der direkt hinter dem Ohr liegt, mit der Kleinfingerseite Ihrer Handkanten. Gegen Muskelverspannungen und Kopfschmerzen.

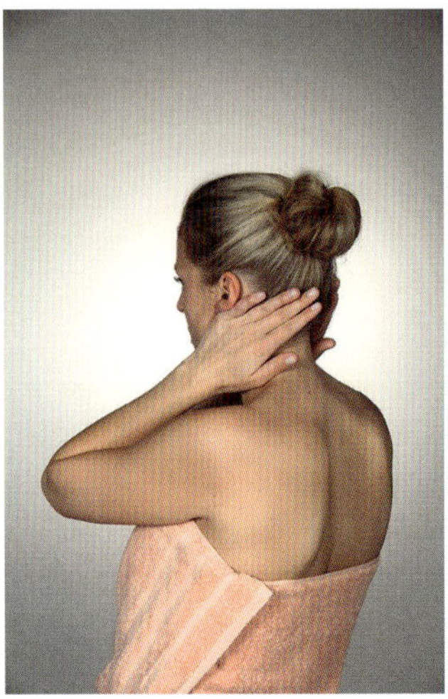

Teilübung 5: Mit der Kleinfingerseite der Handkante den Knochen direkt hinter dem Ohr kneten.

Teilübung 6 Greifen Sie etwa eine Minute lang mit den Fingern der rechten Hand den Muskelstrang, der vom Nacken zur linken Schulter führt. Gegen Muskelverspannungen und Kopfschmerzen.

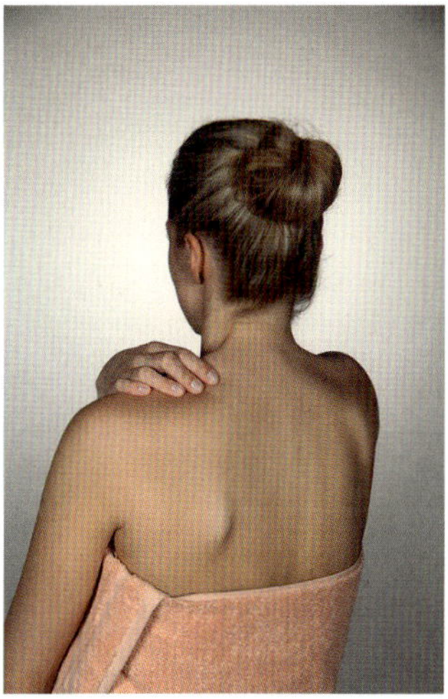

Teilübung 6: Die Finger der rechten Hand greifen eine Minute lang den Muskelstrang, der vom Nacken zur linken Schulter führt.

Teilübung 7 Legen Sie den Mittelfinger der linken Hand auf den Punkt an der Rückseite des rechten Unterarms, 3 bis 4 Zentimeter oberhalb des Handgelenks zwischen Elle und

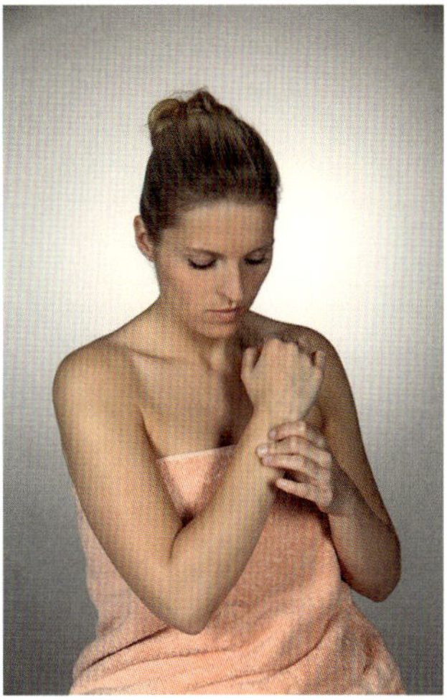

Teilübung 7: Den linken Mittelfinger an der dargestellten Position auf den rechten Unterarm legen, den Daumen auf den Punkt gegenüber an der Innenseite des Unterarms. Beide Punkte kneten.

Die Teilübungen 5, 6 und 7 helfen gegen Muskelverspannungen und Kopfschmerzen. Teilübung 7 stärkt den bearbeiteten Bereich und außerdem den ganzen Körper.

Speiche. Setzen Sie den Daumen derselben Hand genau auf den Punkt gegenüber, an die Innenseite des Unterarms. Kneten Sie beide Punkte so lange, bis ein Gefühl der Reizung oder Ausdehnung entsteht. Gegen Muskelverspannungen und Kopfschmerzen.

Tipp

Falls Ihre Fingernägel recht lang sind, können Sie bei Übungsteil 8 auch mit dem Daumenknöchel und dem Ballen des Zeigefingers drücken. Tun Sie das gegebenenfalls bei allen folgenden Übungen.

Teilübung 8 Legen Sie die Spitze des rechten Daumens auf den Punkt etwas oberhalb der Mitte Ihrer linken Handfläche. Drücken Sie mit der Spitze des rechten Zeigefingers auf der Außenseite der Hand dagegen. Führen Sie auch hier die Massage so lange aus, bis sich ein Gefühl der Reizung oder Ausdehnung einstellt. Wiederholen Sie die Übung auf der anderen Körperseite. Gegen Muskelverspannungen.

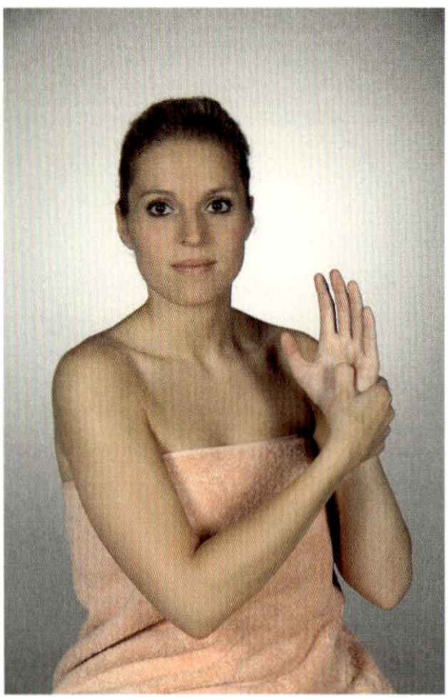

Teilübung 8: Die Spitze des rechten Daumens auf einen Punkt etwas oberhalb der Mitte der linken Handfläche legen, mit dem rechten Zeigefinger auf der Außenseite der linken Hand dagegendrücken.

Teilübung 9 Ballen Sie beide Hände zur Faust. Drücken Sie während des Einatmens mit den untersten Zeigefingerknöcheln links und rechts direkt neben der Wirbelsäule jeweils auf einen Punkt, der etwa zwei Handbreit oberhalb der Pofalte liegt. Lassen Sie beim Ausatmen wieder im Druck nach. Führen Sie die Übung etwa fünf Atemzüge lang aus.

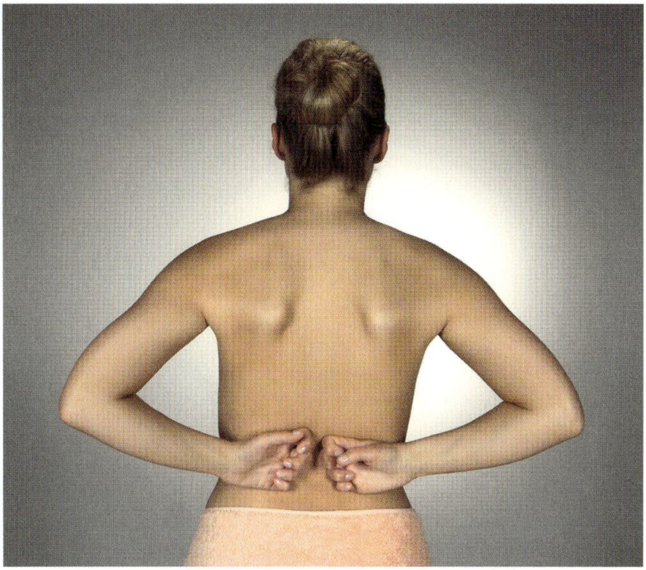

Teilübung 9: Beide Hände zur Faust ballen, beim Einatmen mit den untersten Zeigefingerknöcheln links und rechts neben der Wirbelsäule auf einen Punkte ca. zwei Handbreit oberhalb der Pofalte drücken. Beim Ausatmen im Druck nachlassen.

Die Übungen 9 und 10 sollen den Gesamtzustand des Körpers verbessern. Besonders positiv jedoch wirken sie sich auf das Verdauungssystem und auf die Nieren aus. Sie werden ferner angewendet gegen Müdigkeit und Schmerzen, besonders im Bereich des unteren Rückens.

Teilübung 10 Legen Sie dann an derselben Stelle beide Handflächen links und rechts neben der Wirbelsäule auf den Rücken. Die Finger zeigen nach schräg unten innen, die Handwurzeln nach schräg oben außen. Stoßen und kneten Sie nun auf beiden Seiten Ihrer Wirbelsäule mit den Handwurzeln Schritt für Schritt langsam nach unten bis zur Pofalte.

Teilübung 11 Suchen Sie einen Punkt an der Innenseite des Unterschenkels. Sie finden ihn auf der Linie zwischen Fuß und Knie etwa 6 Zentimeter oberhalb des Innenknöchels, direkt hinter dem Schienbein. Drücken Sie diesen Punkt einige Momente lang mit der Spitze des Daumens oder Zeigefingers. Diese Massage stärkt die Beinmuskeln und verbessert die Funktion der Organe. Übrigens wird dieser Punkt, der „MP 6“ auf dem Milz-Pankreas-Meridian, auch „Frauenpunkt“ genannt, weil er sich bei Störungen der Regelblutung und bei Beschwerden in den Wechseljahren bewährt hat.

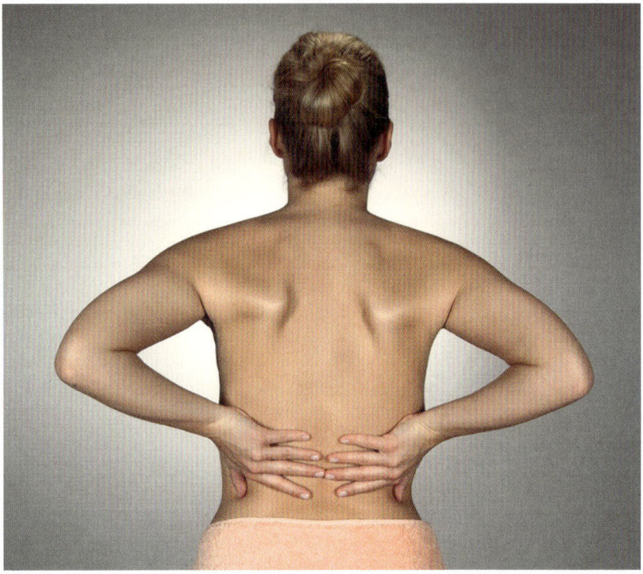

Teilübung 10: Mit den Handwurzeln beidseits der Wirbelsäule langsam nach unten bis zur Pofalte stoßen und kneten.

Den „Frauenpunkt" in der Übung 11 können sich auch Männer zunutze machen: Die Chinesen drücken ihn auch gegen spontane Samenergüsse.

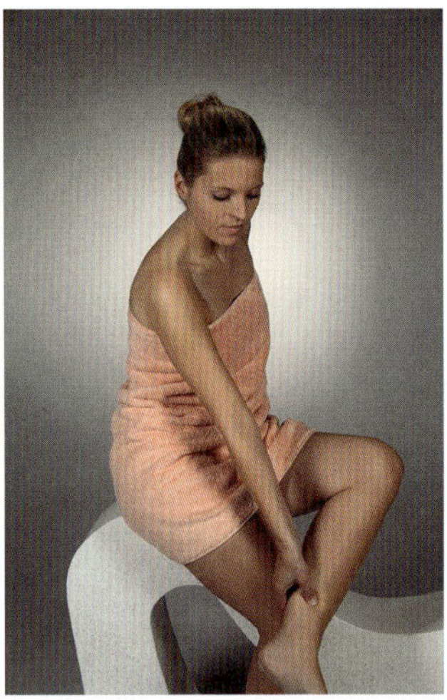

Teilübung 11: Mit der Spitze des Daumens oder Zeigefingers den dargestellten Punkt auf der Innenseite des Unterschenkels einige Sekunden lang drücken.

Teilübung 12 Die nun folgende Konzentrationsübung bildet den Abschluss der Gesundheitsmassage. Sie können sie im Stehen oder auch im Sitzen auf einem Stuhl oder Hocker durchführen, oder auch auf dem Fußboden – wie es Ihnen am angenehmsten ist. Wichtig ist nur, dass Sie insgesamt den Oberkörper aufrecht halten, aber trotzdem entspannt bleiben. Verschränken Sie beide Hände locker auf Ihrem Unterbauch. Konzentrieren Sie sich zwei Minuten lang auf diese Körperstelle. Versuchen Sie, völlig „abzuschalten" und zu spüren, wie die Wärme in Ihren Bauch einströmt. So sammeln Sie die während der Massage ins Fließen gebrachte Energie und unterstützen nochmals die Wirkung der Übungen.

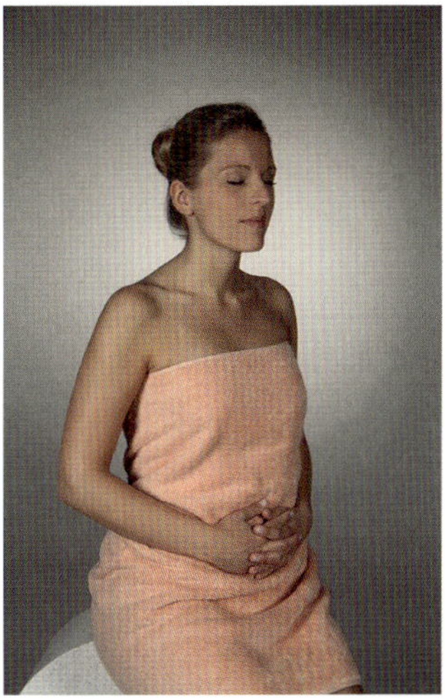

Teilübung 12: Abschließende Konzentrationsübung, der Oberkörper ist in einer aufrechten Position, beide Hände sind locker auf dem Unterbauch verschränkt. Die Konzentration wird ca. zwei Minuten lang auf diese Körperstelle gehalten.

Schönheitsmassage – jung bleiben bis ins hohe Alter

Hand aufs Herz: Wünschen Sie sich nicht auch, bis ins hohe Alter jugendlich auszusehen? Die Tuina-Schönheitsmassage hilft ihnen dabei – vorausgesetzt, Sie sind bereit, regelmäßig etwas Zeit einzusetzen.

Die Schönheitsmassage wird ausschließlich im Gesicht angewendet. Sie lässt sich einfach und schnell durchführen, dennoch ist ihre Wirkung erstaunlich. Sie verbessert die Funktion der jeweiligen Meridiane und Nebengefäße. Sie stärkt den Fluss der Lebensenergie *Qi* und des Bluts (*Xue*) und regt außerdem den gesamten Stoffwechsel an.

Die beste Pflege für Ihr Gesicht

Zur Schönheitspflege des Gesichts gehört nach Vorstellung der Chinesen auch, dass man es nicht mit heißem Wasser waschen und beim Trocknen mit dem Handtuch nicht zu kräftig abrubbeln sollte.

Sie werden feststellen, dass Ihre Haut damit besser ernährt, das Bindegewebe auf Dauer elastischer wird. Die Massage führt außerdem dazu, dass im Lauf der Zeit das Unterhautfettgewebe im Gesicht gleichmäßiger verteilt wird. Dadurch wird Ihr Gesicht ebenmäßiger und Ihre Haut glatter. Schon vorhandene Fältchen verschwinden und neue entstehen viel langsamer. So können Sie sich eine jugendliche und vitale Ausstrahlung bis in die späten Jahre erhalten. Die Schönheitsmassage hat außerdem eine heilende Wirkung. Sie kann helfen, Beschwerden durch bestimmte Veränderungen im menschlichen Blut zu lindern und wirkt vorbeugend gegen Erkältungen und Erfrierungen.

Ein Teil der Ganzheit

Wie für andere Körperteile gilt in der TCM auch für das Gesicht: Es ist kein isolierter Bereich, sondern ein Teil des gesamten Organismus. Deshalb sind die Chinesen der Ansicht, dass man das Gesicht nicht nur für sich genommen behandeln kann.

Auch das Versorgungssystem und die geistige Verfassung eines Menschen spiegeln sich in seinem Gesicht wider. Ein Mensch, der zwar oft die Schönheitsmassage anwendet, aber geistig nicht aktiv ist oder sich ständig mit negativen Gedanken belastet, wird keinen Erfolg bei der Selbstbehandlung erzielen. Wenn Sie regelmäßig Ihr Gesicht mit der Tuina-Massage pflegen und auch sonst eine körperlich wie geistig gesunde Lebensweise einhalten, ist Ihnen der Erfolg Ihrer Bemühungen gewiss.

Tipp

Auch für die Schönheitsmassage gilt: Bitte führen Sie alle Übungen möglichst immer gleichzeitig auf beiden Gesichtshälften mit beiden Händen aus.

Übungen

Setzen Sie sich bequem auf einen Hocker.

Teilübung 1 Drücken und kneten Sie mit den Handwurzeln die Haut auf beiden Seiten des Gesichts langsam, mit sanfter Kraft von oben nach unten. Benutzen Sie die Daumenkuppe für Vertiefungen. An den Backenknochen dürfen Sie mit etwas mehr Kraft und ein bisschen ausführlicher drücken. Massieren Sie das Gesicht etwa zwei Minuten lang.

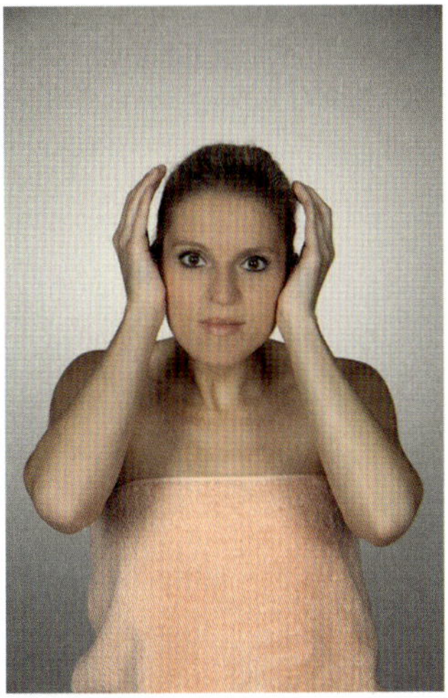

Teilübung 1: Mit den Handwurzeln die Haut auf beiden Seiten des Gesichts ca. zwei Minuten lang sanft von oben nach unten drücken und kneten.

Teilübung 2 Kneten Sie anschließend für einige Momente schnell mit den Handwurzeln den Punkt, der sich seitlich neben den äußeren Augenwinkeln, in der Mulde auf der Außenseite Ihrer Augenhöhlen befindet.

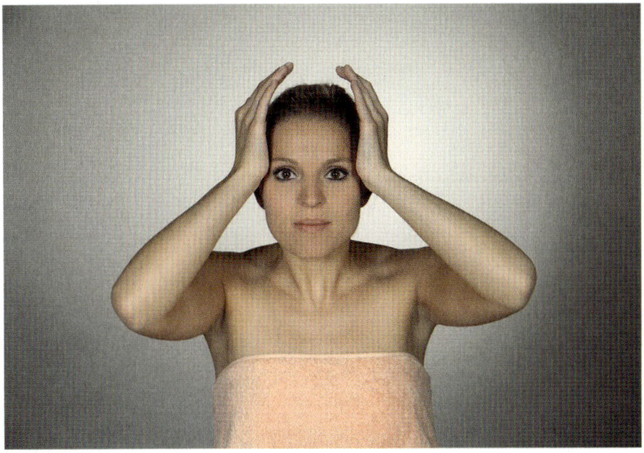

Teilübung 2: Mit den Handwurzeln kurz den Punkt in der Mulde neben den äußeren Augenwinkeln kneten.

Teilübung 3 Als letzten Teil dieses Übungsabschnitts stoßen Sie dann, immer noch mit den Handwurzeln, vom letzten Punkt aus, der „*Taiyang*“ heißt (an der Schläfe, knapp hinter dem knöchernen Rand der Augenhöhle), zurück bis hinter das Ohr. *Taiyang* können Sie übrigens auch gegen Kopfschmerzen sowie Rötung, Schwellung und Schmerzen am Auge drücken. Wiederholen Sie die stoßende Bewegung noch weitere 19 Mal. Führen Sie sie mit deutlichem Druck, aber dennoch behutsam aus – mit der Zeit werden Sie ein Gespür für die „richtige Mischung“ bekommen.

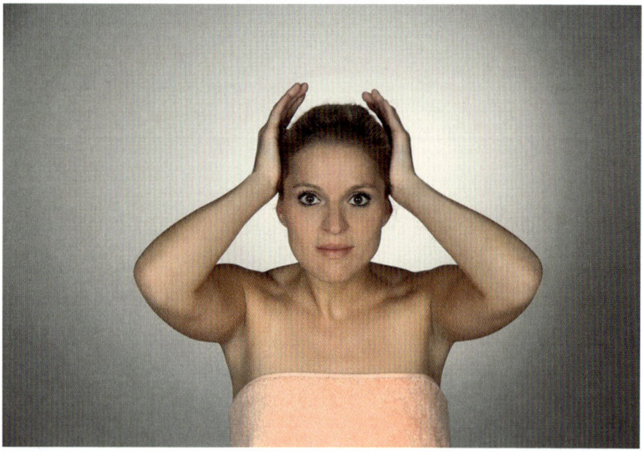

Teilübung 3: Mit den Handwurzeln in stoßenden Bewegungen vom Punkt *Taiyang* aus bis hinter das Ohr.

Teilübung 4 Kneifen Sie mit Daumen und Zeigefingern von innen nach außen zehn Mal entlang der Augenbrauen.

Teilübung 5 Drücken Sie mit den Spitzen der Mittelfinger zunächst auf die äußeren Enden, dann auf die Mitte der Brauen. Drücken Sie jeden Punkt etwa eine Minute lang.

Teilübung 6 Drücken und kneten Sie dann für rund eine Minute mit den Spitzen der Zeigefinger beidseitig die Nasenwurzel, etwa 2 Millimeter oberhalb der inneren Augenwinkel.

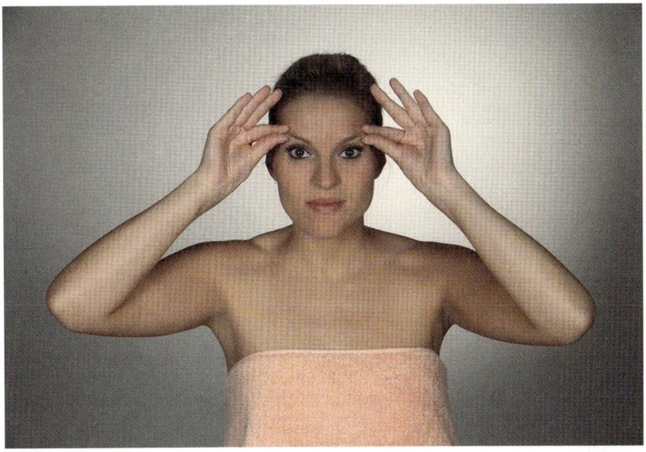

Teilübung 4: Mit Daumen und Zeigefingern von innen nach außen zehn Mal entlang der Augenbrauen drücken.

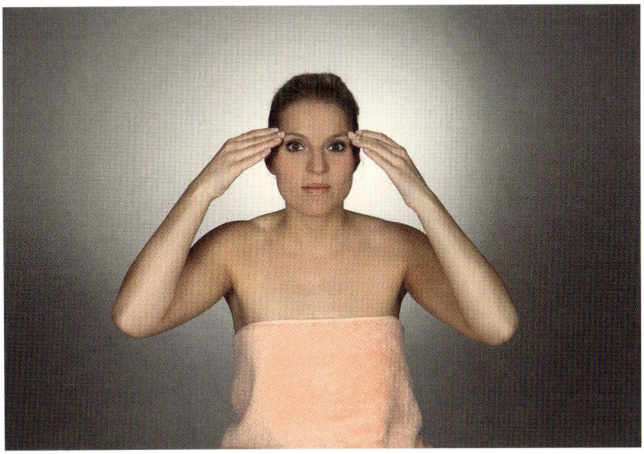

Teilübung 5: Mit den Spitzen der Mittelfinger die äußeren Enden und die Mitte der Augenbrauen drücken.

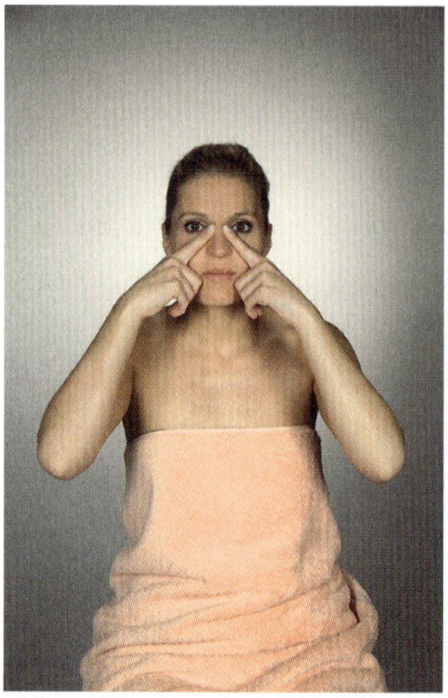

Teilübung 6: Mit den Spitzen der Zeigefinger beidseits der Nasenwurzel drücken und kneten.

Tipp

Die Punkte an den Nasenflügeln verschaffen auch bei verstopfter Nase oder Nasenbluten Erleichterung.

Teilübung 7 Kneten Sie nun eine Minute lang, wieder mit den Mittelfingern, den Mittelpunkt der Falte Ihrer Nasenflügel.

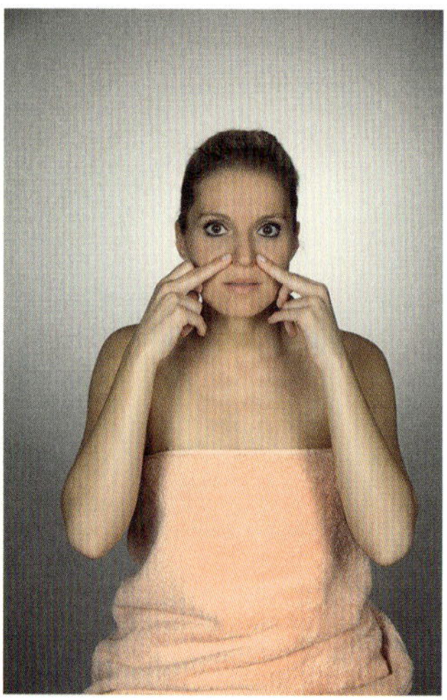

Teilübung 7: Mit den Mittelfingern den Mittelpunkt der Nasenflügelfalte kneten.

Teilübung 8 Legen Sie die Daumenseiten der mittleren Zeigefingerglieder links und rechts auf die Mitte der Oberlippe. Reiben Sie dann die Lippe etwa zehn Mal von der Mitte nach außen. Wiederholen Sie die Übung an der Unterlippe.

Beißen Sie anschließend vorsichtig mit der unteren Zahnreihe auf Ihre Oberlippe. Und danach mit der oberen Zahnreihe auf die Unterlippe.

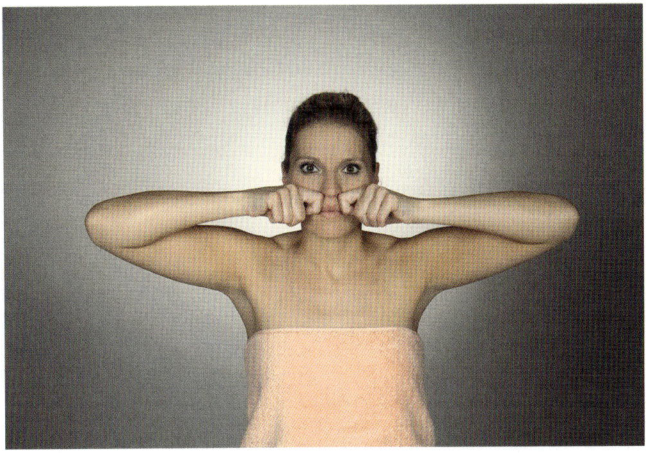

Teilübung 8: Mit den Daumenseiten der mittleren Zeigefingerglieder in der angezeigten Position zehn Mal die Oberlippe reiben, danach die Unterlippe.

Teilübung 9 Drücken Sie nun mit der Kuppe eines Daumens rund eine Minute lang auf die Mitte des Kinns.

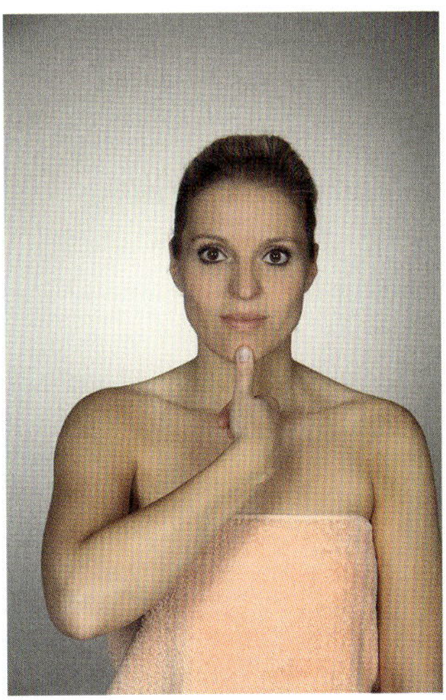

Teilübung 9: Mit der Daumenkuppe auf die Mitte des Kinns drücken.

Teilübung 10 Halten Sie mit der rechten Hand Ihr linkes Ohrläppchen fest und vom Körper weg. Reiben Sie gleichzeitig drei Mal mit den Fingerflächen der linken Hand die rechte Ohrmuschel – von schräg außen-unten nach schräg oben-innen, jeweils hin und wieder zurück. Durch das Festhalten und Drücken der Ohrläppchen stimulieren Sie die darauf befindlichen Akupunkturpunkte, die anregend auf den gesamten Kopfbereich wirken. Auf der Ohrmuschel aktivieren Sie Punkte für die Wirbelsäule, Arme, Beine und inneren Organe.

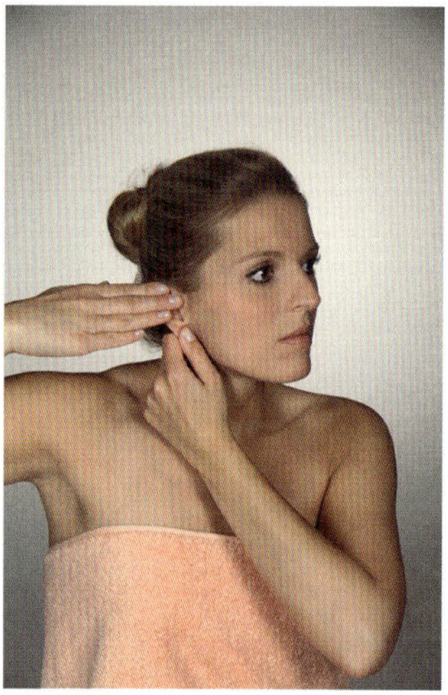

Teilübung 10: Mit der rechten Hand das linke Ohrläppchen vom Körper weghalten. Mit den Fingern der linken Hand die rechte Ohrmuschel drei Mal von schräg außen-unten nach schräg oben-innen reiben (hin und zurück).

Teilübung 11 Suchen Sie den Knochen, der sich direkt hinter dem Ohr etwas nach oben wölbt. Kneten Sie diesen Bereich mit den Spitzen der Daumen oder Mittelfinger.

Teilübung 12 Beklopfen Sie die Gesichtshaut eine Minute lang leicht mit den Innenflächen der Finger oder den Fingerspitzen.

Tipp

Versuchen Sie, alle Übungsteile mit innerer Gelassenheit zu machen und nicht mit verbissenen Gedanken an ein „Ziel" wie Schönheit oder Gesundheit. Gelassenheit hielten die alten Chinesen für eine der wichtigsten Grundhaltungen im Leben ...

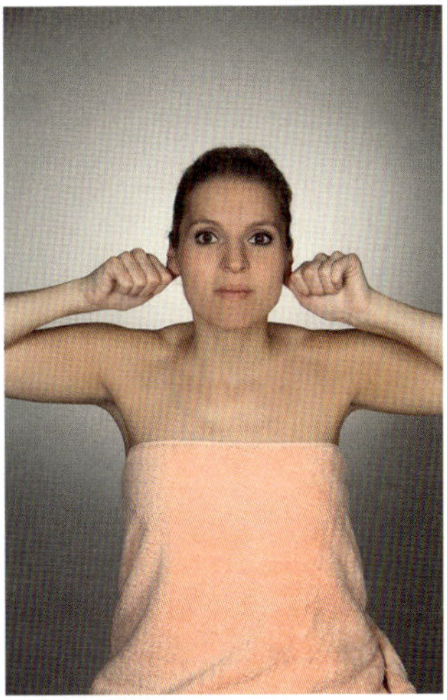

Teilübung 11: Mit den Spitzen der Daumen oder Mittelfinger den Bereich um den nach oben gewölbten Knochen hinter dem Ohr kneten.

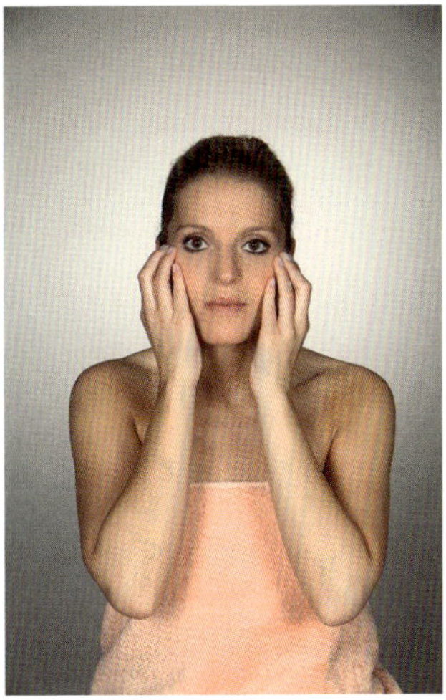

Teilübung 12: Mit den Innenflächen der Finger oder den Fingerspitzen die Gesichtshaut beklopfen.

Teilübung 13 Drücken oder kneten Sie dann mit den Handwurzeln oder Daumenballen an den oberflächlichen Gesichtsmuskeln entlang. Tun Sie dies so lange, bis ein Hitzegefühl entsteht.

Teilübung 13 ist eine Massage der Gesichtsmuskeln. Aber wo genau verlaufen diese? Hier ein kleiner Rat: Verlassen Sie sich bei der Suche auf Ihr Gespür. Tasten Sie sich voran, schneiden Sie Grimassen und lernen Sie so Ihr Gesicht auf eine ganz neue Weise kennen.

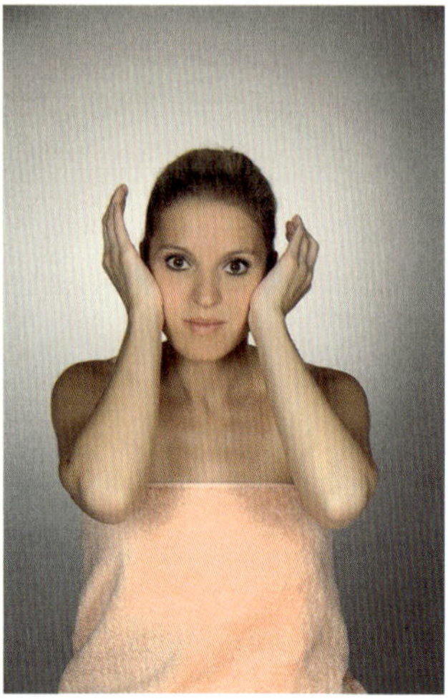

Teilübung 13: Mit den Handwurzeln oder Daumenballen an den oberflächlichen Gesichtsmuskeln entlangkneten.

Teilübung 14 Legen Sie nun beide Handflächen vorne auf Ihr Gesicht. Streichen Sie mit den Händen genüsslich hinauf zum Scheitel, hinter den Ohren wieder abwärts und nach vorn bis zum Kinn. Stellen Sie sich dabei vor, dass Sie unter der Dusche stehen und das Wasser über Ihren Kopf fließt.

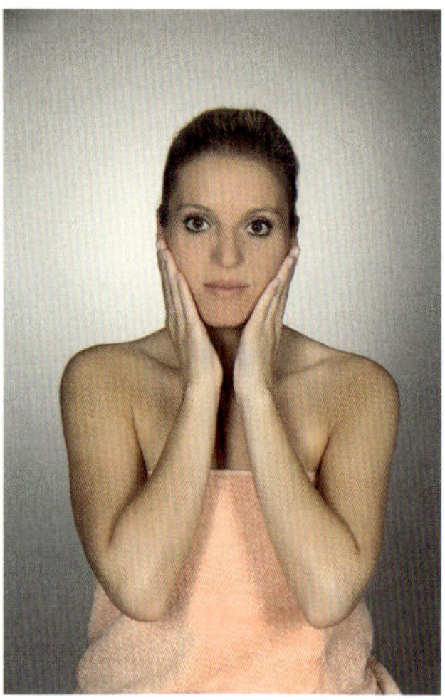

Teilübung 14: Beide Handflächen auf das Gesicht legen und hinauf zum Scheitel und von dort hinter den Ohren wieder abwärts und nach vorn bis zum Kinn streichen.

Fitnessmassage für den Alltag

Die Fitnessmassage dauert ungefähr zehn Minuten und eignet sich bestens für eine kurze Arbeitspause oder als Ausklang nach dem Sport.

Die Fitnessmassage ist eine Übungsreihe aus sechs Massagen, die auf den ganzen Körper wirkt. Sie zielt nicht auf Erkrankungen ab, sondern dient dem Wohlbefinden und der Fitness. Daher eignet sie sich zum Beispiel gut als Morgenmassage.

Stellen Sie sich bequem hin. Reiben Sie die Hände aneinander. Das erwärmt sie und lädt sie mit „*Qi*" auf. Wiederholen Sie das „Hände-Anwärmen" vor jedem einzelnen Massageteil.

Gesichtsdusche Legen Sie die Handflächen vorne auf ihr Gesicht, die Fingerspitzen berühren den Haaransatz. Streichen Sie nun mit sanftem Druck abwärts über Ihren Hals zum Schlüsselbein. Wiederholen Sie dies 18 Mal.

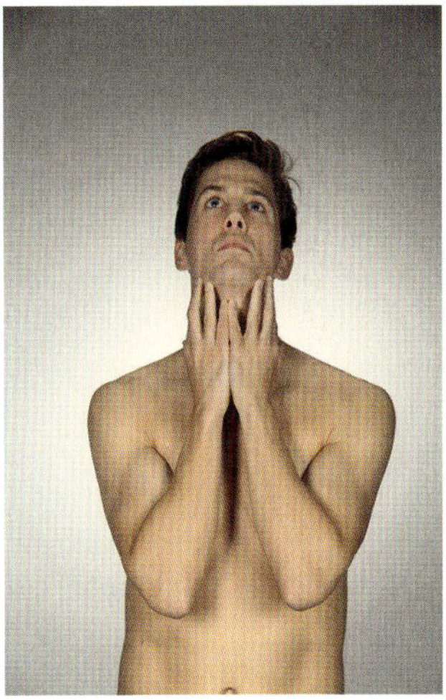

Gesichtsdusche: Mit den Handflächen vom Gesicht abwärts über den Hals zum Schlüsselbein streichen.

Kämmen des Kopfs Halten Sie zunächst die Finger Ihrer Hände angewinkelt und gespreizt wie die Zähne eines Kamms. „Kämmen" Sie nun Ihre Kopfhaut von der Stirn aus nach hinten.

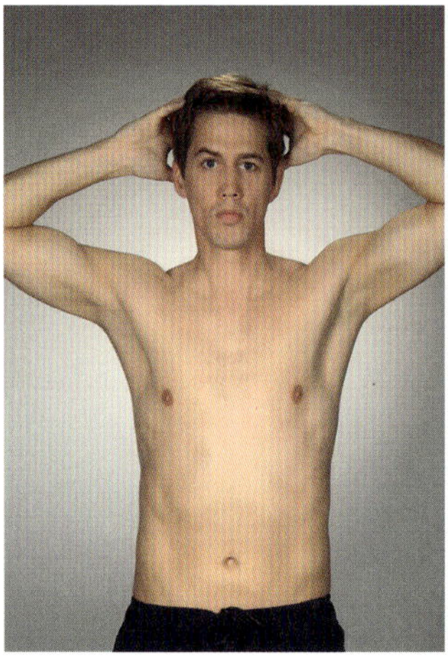

Kämmen des Kopfs: Die Kopfhaut von der Stirn aus mit den Fingern „kämmen".

Nackenmassage Legen Sie die Handflächen im Nacken auf. Streichen Sie abwärts, dann seitlich über den Hals nach vorne zum Schlüsselbein.

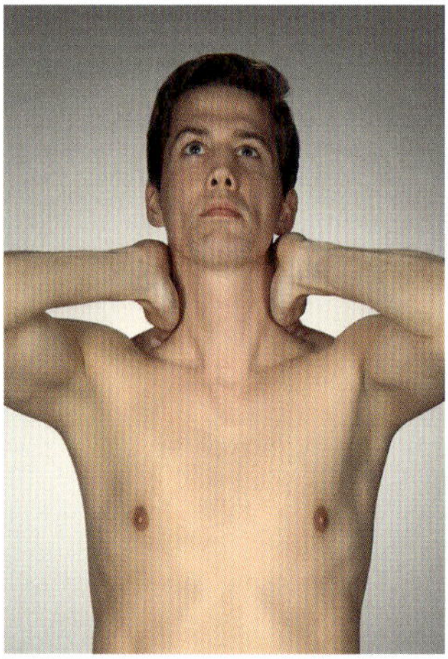

Nackenmassage: Mit den Handflächen im Nacken abwärts, dann seitlich über den Hals bis zum Schlüsselbein streichen.

Wiederholen Sie das Kämmen des Kopfes und die Nackenmassage 18 Mal.

Rippenkamm Legen Sie die Hände seitlich ans obere Ende des Brustbeins. Formen Sie nun Ihre Finger wie beim Kämmen des Kopfs (s. o.) zu einer Art „Kamm“, sodass zwischen jeder Rippe ein Finger liegt. Massieren Sie nun die Ansätze der Rippen am Brustbein durch kleine waagrechte Bewegungen langsam vom Schlüsselbein abwärts bis zum unteren Ende des Brustbeins und zurück. Wiederholen Sie dies neun Mal.

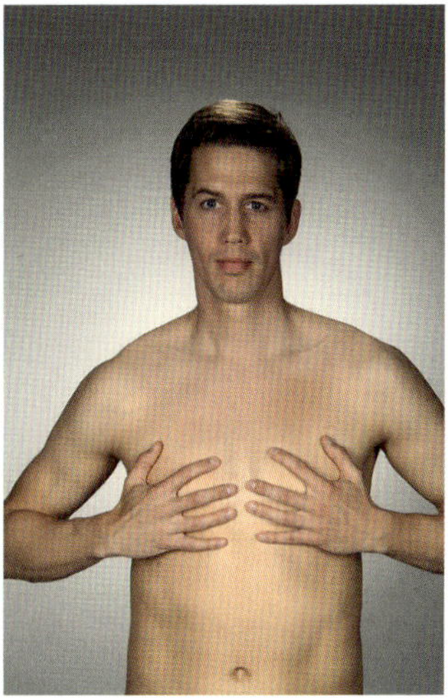

Rippenkamm: Die Rippen mit den Fingern beider Hände in kleinen waagrechten Bewegungen vom Schlüsselbein abwärts bis zum unteren Ende des Brustbeins massieren.

Balsam für den Bauch Legen Sie Ihre Hände auf den Bauch knapp unterhalb des Nabels übereinander. Frauen legen die Linke über die Rechte, Männer machen es umgekehrt. Beginnen Sie nun, mit den Händen kreisend über den Bauch zu massieren. Kreisen Sie insgesamt 18 Mal in die eine und 18 Mal in die andere Richtung.

Nieren- und Beinmassage Legen Sie beide Handflächen auf Ihre Nieren und lassen Sie sie neun Mal darüber kreisen. Ihre Hände bewegen sich dabei in entgegengesetzte Richtung. Dann streichen Sie neun Mal über den Po und die Rückseite der Beine hinunter bis zur Ferse und über die Beininnenseiten und das Geschlecht hinauf bis zum Bauch.

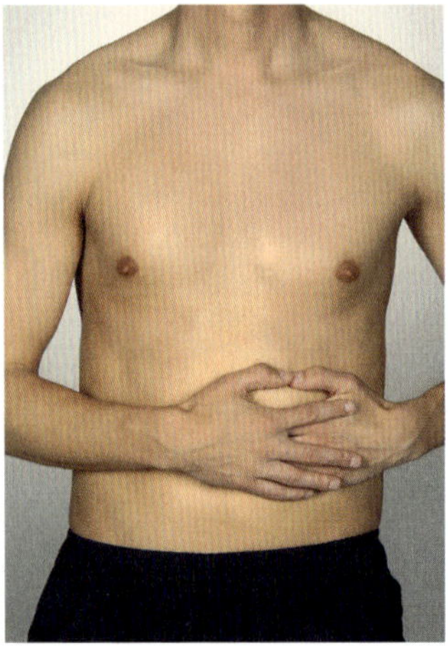

Balsam für den Bauch: Mit den Händen den Bauch in kreisenden Bewegungen massieren.

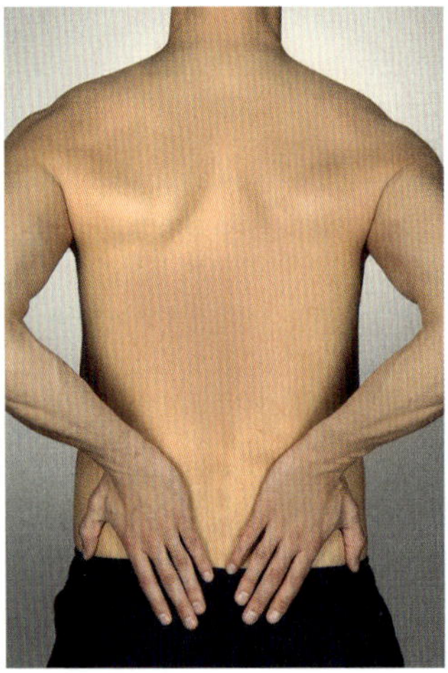

Nieren- und Beinmassage: Die Handflächen in entgegengesetzter Richtung zuerst über die Nieren, dann über den Po und die Rückseite der Beine bis zu den Fersen und über die Innenseiten des Beins über das Geschlecht bis hinauf zum Bauch in kreisenden Bewegungen streichen.

Moxa – kleine „Zigarre“ mit großer Wirkung

Die Moxa-Behandlung ist sehr eng mit der Akupunktur verbunden. Doch während die heilenden Nadeln unbedingt in die Hände eines Fachmanns gehören, können Sie das Moxa-Kraut auch selbst anwenden. Sogenannte Moxa-Zigarren sind bequem zu handhaben und machen es leicht, bestimmte Akupunkturpunkte zu erwärmen.

Wärme gegen Kälte-Erkrankungen

Die Moxa-Behandlung übt einen wärmenden Reiz auf den jeweiligen Akupunkturpunkt aus und stärkt dadurch das *Yang*. Folglich kann sie nach den Regeln der TCM gegen Wind-, Kälte- und Nässe-Disharmonien eingesetzt werden – und natürlich gegen *Yang*-Mangel. Sie haben dieses Behandlungsprinzip bereits als „Behandlung mit dem Gegenteil“ kennengelernt (▶ Seite 13).

Wichtiger Hinweis: auf keinen Fall bei Hitze-Störungen

Info

Da die Moxa-Behandlung immer Hitze zuführt, darf diese Methode nicht gegen Hitze-Erkrankungen eingesetzt werden.

Moxa ist ausdrücklich verboten, wenn Sie Beschwerden haben wie

- Fieber und Hitzegefühle,
- viel Durst und Verlangen nach kalten Getränken,
- oder wenn sich Ihre Symptome durch Wärme verschlimmern und durch Kühlen gelindert werden.

Ebenso wenig sollten Sie Moxa anwenden, wenn Ihre Haut über dem jeweiligen Akupunkturpunkt erkrankt oder verletzt ist. Überhaupt ist es besser, Sie verzichten auf die Moxa-Behandlung, wenn Sie an Hautkrankheiten leiden. Schließlich bietet die TCM ja auch genügend andere Heilmethoden.

Selbstverständlich gilt auch für die Moxa-Behandlung, dass sie bei bereits bestehenden Beschwerden nur zur Unterstützung der Maßnahmen Ihres Therapeuten dienen kann. Bei anhaltenden Beschwerden sollten Sie auf jeden Fall immer ärztlichen Rat einholen.

So machen Sie es richtig

Eine Moxa-Zigarre ist ein etwa 20 Zentimeter langer fingerdicker Stab aus Moxa-Kraut, der in Papier eingewickelt ist. Wie kommen Sie an eine Moxa-Zigarre? Das ist gar nicht so schwer: Im Anhang dieses Buchs oder im Internet finden Sie entsprechende Bezugsquellen. Der Kauf lohnt sich! Besonders, wenn man bedenkt, dass Sie eine solche Zigarre sehr lange verwenden können.

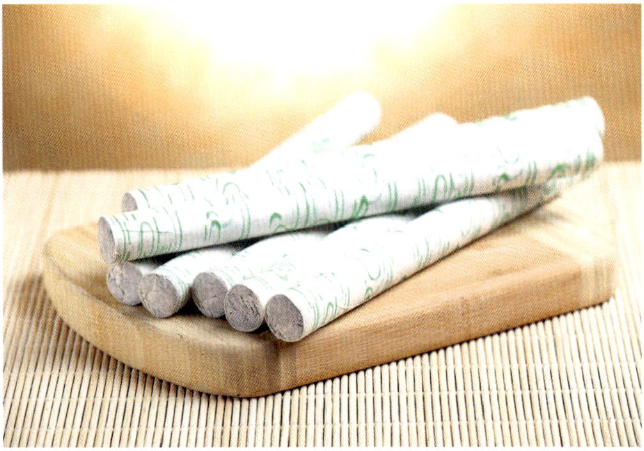

Moxa-Zigarren

Die Moxa-Behandlung selbst lässt sich mit etwas Übung recht einfach durchführen.

- Ziehen Sie zunächst das Deckpapier auf einer Länge von etwa ein bis zwei Zentimeter ab, damit die Moxa-Zigarre besser brennt.
- Zünden Sie die Zigarre an, indem Sie ein Streichholz oder Feuerzeug an das freigelegte Ende halten.
- Sobald die Blätter Feuer gefangen haben, blasen Sie vorsichtig auf das Zigarrenende, bis Glut entsteht. Diese sollte durchaus „kräftig“ sein, wenn Sie mit der Behandlung beginnen.

Bitte verwechseln Sie eine Moxa-Zigarre jedoch nicht mit einer gewöhnlichen Zigarre. Sie dürfen sie auf keinen Fall in den Mund nehmen oder etwa daran ziehen, um sie anzuzünden. Das könnte Ihnen sogar schaden. Es genügt völlig, das Ende durch Blasen zu erhitzen.

Sobald Sie die Moxa-Behandlung beendet haben, drücken Sie die Zigarre vorsichtig aus, oder streifen Sie die Glut behutsam ab.

Vor „Düften“ wird gewarnt

Beim Abbrennen der Moxa-Zigarre entsteht ein eigentümlicher Geruch, der sich leicht in der Wohnung festsetzen kann. Gehen Sie also zur Moxa-Behandlung wenn möglich auf den Balkon oder in den Garten. Wenn Ihnen weder das eine noch das andere zur Verfügung steht, sollten Sie die Behandlung am besten in einem Zimmer durchführen, das sich anschließend gut lüften lässt. Ein Badezimmer mit Fenster zum Beispiel ist nach meinen Erfahrungen hierfür gut geeignet. Diese kleine Unannehmlichkeit sollte Sie jedoch auf gar keinen Fall daran hindern, die Moxa-Behandlung anzuwenden, die ein äußerst wirkungsvolles Verfahren ist.

Keine Angst vor Hitze!

Nachdem Sie den richtigen Akupunkturpunkt gefunden haben, halten Sie das glühende Ende der Moxa-Zigarre etwa zwei bis drei Zentimeter darüber. Dabei gilt nicht, „je heißer, desto wirksamer“! Vielmehr ist es das Ziel der Moxa-Behandlung, ein angenehmes, gleichmäßiges Wärmegefühl an dem ausgewählten Punkt zu erzeugen. Wird Ihre Haut also zu warm, gehen Sie mit der Glut ein wenig weiter weg. Sobald Sie das Gefühl haben, dass Sie jetzt wieder etwas mehr Wärme vertragen könnten, kommen Sie mit der Glut wieder etwas näher an die Haut.

Tipp

Bitte achten Sie auch bei der Moxa-Behandlung darauf, die Zigarre stets nacheinander auf beiden Körperseiten anzuwenden – auch, wenn unten ab Seite 112 bei der Beschreibung des Vorgehens nur die Lage jeweils eines (des linken oder rechten) Akupunkturpunkts beschrieben wird.

Tipp

Die erste Wärmebehandlung, die ich Ihnen im Folgenden vorstelle, eignet sich hervorragend zur regelmäßigen Gesundheitsvorsorge. Die weiteren Moxa-Therapien ab Seite 114 können Sie zur Linderung leichter Alltagsbeschwerden einsetzen.

Die Beschreibung jeder Moxa-Behandlung beginnt mit der Angabe, wann Sie die Therapie anwenden sollten und wann besser nicht. Denken Sie vor der ersten Moxa-Behandlung auch an die Tabelle 19 auf Seite 64, mit der Sie sich selbst eine einfache chinesische Diagnose stellen können.

Ein intensives Wärmegefühl

Nach der Behandlung sollte das Gebiet um den Akupunkturpunkt gut durchwärmt und deutlich gerötet sein. Es sollte aber auf keinen Fall schmerzhaft sein oder Blasen werfen! Berühren Sie deshalb mit der Glut nie die Haut. Wie lange Sie einen Punkt erhitzen sollten, ist individuell sehr unterschiedlich. Als Richtlinie gilt eine Zeitspanne zwischen 10 und 15 Minuten. Probieren Sie aus, was Ihnen am wohlsten tut.

Moxa-Behandlung 1 zur Entspannung und Vorsorge

Diese Moxa-Behandlung können Sie zum Beispiel zur täglichen Erholung nach einem „stressigen" Tag einsetzen. Sie unterstützt aber auch Ihre Gesundheit weil sie gewissermaßen Ihre inneren „Batterien" wieder auflädt. Versuchen Sie es! Sie werden sehen, welch mächtiges Werkzeug eine Moxa-Zigarre ist.

- Erwärmen Sie zunächst den Punkt rund sechs Zentimeter senkrecht unterhalb Ihres Nabels.
- Halten Sie danach die Glut der Moxa-Zigarre an den Punkt etwa drei Zentimeter senkrecht unterhalb des Nabels.
- Dann ist der Punkt acht Zentimeter oberhalb des Nabels an der Reihe.
- Der Punkt, der anschließend erwärmt werden soll, trägt den Namen „Magen 36", er ist auf dem Foto auf Seite 115 zu sehen ist. Um ihn zu finden, beugen Sie im Sitzen das Knie. Ertasten Sie die Mulde direkt unterhalb der Kniescheibe. In der Mitte spüren Sie deutlich das starke Kniescheibenband. Rutschen Sie direkt neben der Außenseite des Bandes 6 Zentimeter nach unten zum Punkt „Magen 36".
- Auf dem Foto sehen Sie den letzten Punkt in dieser Behandlungsreihe. Um ihn zu finden, beugen Sie Ihren Ellenbogen einmal ganz. Dabei bildet sich in der Ellen-

beuge eine deutliche Falte. Legen Sie einen Finger auf das Ende der Falte, das zur Außenseite des Arms weist. Strecken Sie nun den Arm wieder, der Finger bleibt, wo er ist. Von dieser Stelle aus gehen Sie noch zwei Zentimeter in Richtung Hand. Dort liegt der Punkt, um den es geht.

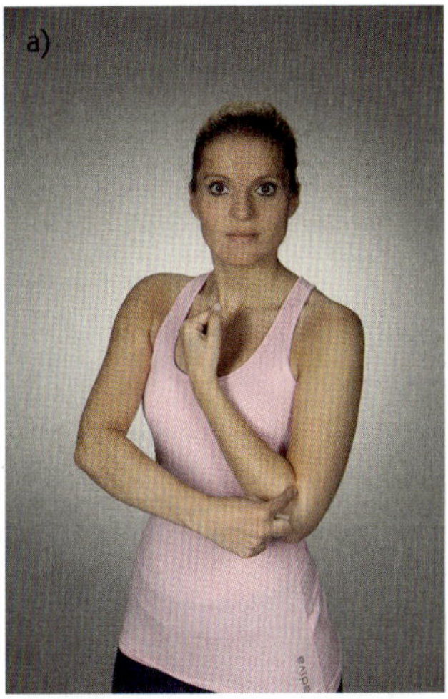

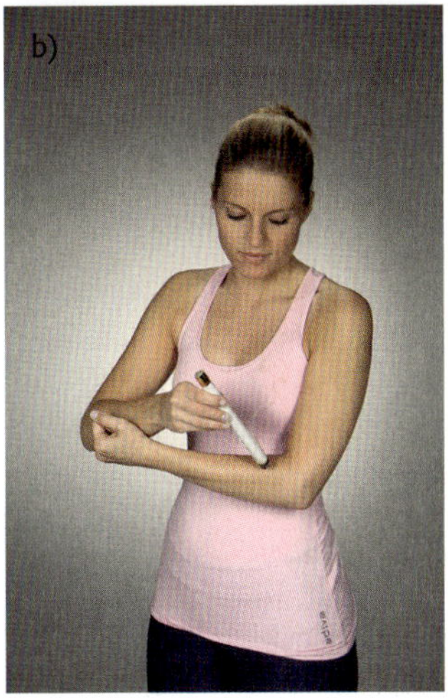

Moxa-Behandlung 1: So finden Sie den letzten Punkt, der bei dieser Behandlung erwärmt werden soll; a) bei gebeugtem Ellenbogen einen Finger auf das Ende der Falte in der Beuge legen, b) zwei Zentimeter von dieser Stelle in Richtung Hand befindet sich der gesuchte Punkt.

Moxa-Behandlung 2 gegen Erkältung

Überprüfen Sie vor Behandlungsbeginn nochmals, ob Sie sich wirklich noch im Kälte-Stadium der Erkältungskrankheit und noch nicht in deren Hitze-Stadium befinden (lesen Sie im Zweifelsfall nochmals die Abschnitte über Erkältung und Fieber ab Seite 58 nach): Ihre Beschwerden sollten durch wenig Fieber, dafür Frösteln und eine stark laufende Nase mit wässrigem, dünnem Sekret gekennzeichnet sein.

- Erhitzen Sie zunächst den Punkt, den Sie auf der Daumenseite des Unterarms etwa drei Zentimeter oberhalb der Handgelenkfalte finden, knapp über dem Knochenvorsprung der Speiche.
- Erwärmen Sie anschließend den Mittelpunkt der seitlichen Falte Ihrer beiden Nasenflügel.

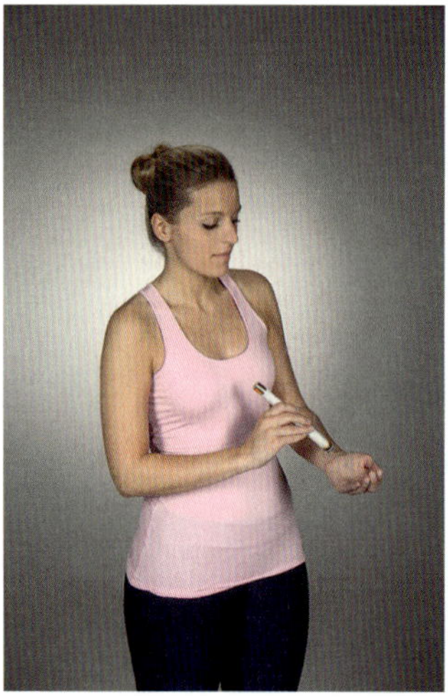

Moxa-Behandlung 2: So finden Sie den Punkt auf dem Arm, der als Erster erwärmt werden soll.

Der Milz-*Yang*-Mangel ist eine innere Erkrankung im Sinne der TCM. Suchen Sie unbedingt einen TCM-Therapeuten auf, um zusätzliche Maßnahmen einzuleiten.

Moxa-Behandlung 3 gegen Energielosigkeit

Zur Energielosigkeit in Form eines Milz-*Yang*-Mangels gehören zusätzlich folgende Beschwerden: Kurzatmigkeit, Müdigkeit und Mattigkeit. Dazu kommt ein Kältegefühl beziehungsweise Frösteln, vor allem an Armen und Beinen. Der ausgeschiedene Stuhl wird oft als „zu weich“ empfunden.

- Erwärmen Sie als Erstes einen Punkt rund acht Zentimeter senkrecht oberhalb des Nabels.
- Der nächste Punkt ist Ihnen bereits aus der ersten Moxa-Behandlung zur Entspannung und Vorsorge bekannt. Es ist der 36. Punkt des Magen-Meridians („Magen 36“). Sie finden ihn am besten mit gebeugtem Knie. Ertasten Sie ihre Kniescheibe und das starke Kniescheibenband, das von dort in der Mitte nach unten verläuft. Suchen Sie mit Ihrem Zeige- und Mittelfinger die Mulde an der Außenseite dieses Bandes, direkt unterhalb der Kniescheibe. Von dort aus wandern Sie mit dem Finger etwa sechs Zentimeter senkrecht nach unten. Sie befinden sich nun am richtigen Punkt, neben der Außenseite des Schienbeins.

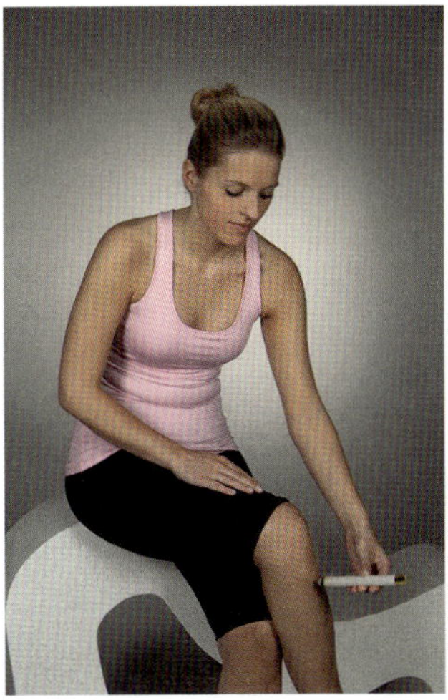

Moxa-Behandlung 3: Punkt „Magen 36“ unterhalb der Kniescheibe an der Außenseite des Schienbeins.

- Erhitzen Sie diesen Akupunkturpunkt wie gewohnt.
- Um den nächsten Punkt zu finden, gehen Sie vom Punkt „Magen 36“ aus etwa sechs Zentimeter waagrecht auf die innere Unterschenkelseite. Dann gehen Sie wieder drei Zentimeter senkrecht nach oben. Der gesuchte Punkt befindet sich in der Mulde zwischen dem Knochen und dem Wadenmuskel.

Moxa-Behandlung 4 gegen Schlafstörungen

Die folgende Behandlung ist für Sie nur geeignet, wenn Ihre Schlafstörungen durch *Qi*- und Blut-(*Xue*-)Mangel hervorgerufen werden: Sie fühlen sich schwach, schlapp und erschöpft, Sie haben Durchschlafstörungen oder allzu lebhafte Träume, die Ihren Schlaf stören. Überprüfen Sie im Zweifelsfall noch einmal anhand der Tabellen 8, 11 und 19 auf den Seiten 41, 44 und 64, ob dieses Disharmoniemuster auf Sie zutrifft.

Keinesfalls dürfen Sie die Moxa-Zigarren anwenden, wenn Sie zusätzlich zu den Schlafstörungen Hitze-Beschwerden wie Unruhe, Herzklopfen, Reizbarkeit, Hitzegefühl, Verlangen nach Kühle und Durst verspüren.

- Erhitzen Sie zunächst den Punkt sechs Zentimeter unterhalb des Nabels, der Ihnen bereits aus der „Moxa-Behandlung 1" bekannt ist.
- Anschließend wenden Sie sich dem zweiten Punkt drei Zentimeter senkrecht unterhalb des Nabels zu, den Sie ebenfalls bereits aus der weiter oben beschriebenen Behandlungsreihe 1 kennen.
- Der nächste Punkt ist neu. Das Foto auf der nächsten Seite zeigt, wo er liegt: auf der inneren Handgelenkfalte, in einer spürbaren Mulde. Diese finden Sie in Richtung der Kleinfingerseite, direkt vor dem Knochen, der die Handfläche nach unten-außen begrenzt.
- Der letzte Punkt dieser Behandlungsreihe ist nicht weit entfernt vom vorhergehenden. Suchen Sie den Mittelpunkt der inneren Handgelenkfalte. Gleiten Sie dann etwa einen Zentimeter Richtung Kleinfingerseite und von dort vier Zentimeter senkrecht in Richtung Ihres Ellenbogens.

Tipp

Manchmal reichen Behandlungen wie die beschriebenen nicht mehr aus, um zur Ruhe zu kommen und schlafen zu können. Dann nämlich, wenn jemand chronisch nervös, ärgerlich oder zu perfektionistisch ist. Solche Therapiehindernisse muss dann erst ein Psychologe beseitigen helfen, bevor die TCM greifen kann.

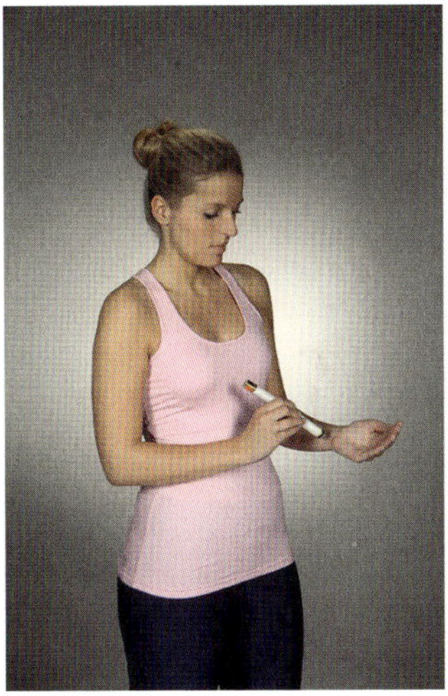

Moxa-Behandlung 4: So finden Sie den Punkt, der in der Mulde auf der inneren Handgelenkfalte liegt.

Moxa-Behandlung 5 gegen Durchfall

Wenn Sie unter Durchfall leiden, dürfen Sie nur dann mit Moxa behandeln, wenn Ihre Beschwerden auf einen Kälte-Zustand zurückgehen. Das bedeutet, dass sie sich bei Wärmeanwendung bessern. Bei Hitze-Zeichen wie Durst, Beschwerden, die sich unter Kälte-Einfluss bessern, Hitzegefühlen oder Entzündung der Magenschleimhaut dürfen Sie die Moxa-Behandlung nicht durchführen.

- Erhitzen Sie zunächst den bereits mehrfach erwähnten Punkt drei Zentimeter senkrecht unterhalb des Nabels.
- Dann erwärmen Sie einen neuen Punkt, genannt „Magen 25“. Das Foto auf der nächsten Seite zeigt, wo er liegt: Gehen Sie auf einer waagrechten Linie, die durch das Zentrum Ihres Nabels führt, etwa vier Zentimeter seitlich. Dort finden Sie ihn. Der Akupunkturpunkt „Magen 25“ wird auch „Alarmpunkt des Dickdarms“ genannt, weil er hauptsächlich und sehr wirkungsvoll auf verschiedene Funktionen der Verdauung wirkt. Er wird gestochen beziehungsweise gedrückt gegen Bauchschmerzen, Durchfall, Verstopfung sowie gegen kollernde und gurrende Geräusche aus dem Darm.

Tipp

Hitze-Zustände sind für jemanden, der kein Spezialist in TCM ist, manchmal schwer zu erkennen. Verstopfung und die Entzündung der Magenschleimhaut („Gastritis“), gehören zum Beispiel dazu. Da bei dauerhaften Beschwerden ohnehin ein TCM-Therapeut aufgesucht werden sollte, können Sie im Zweifelsfall auch ihn fragen.

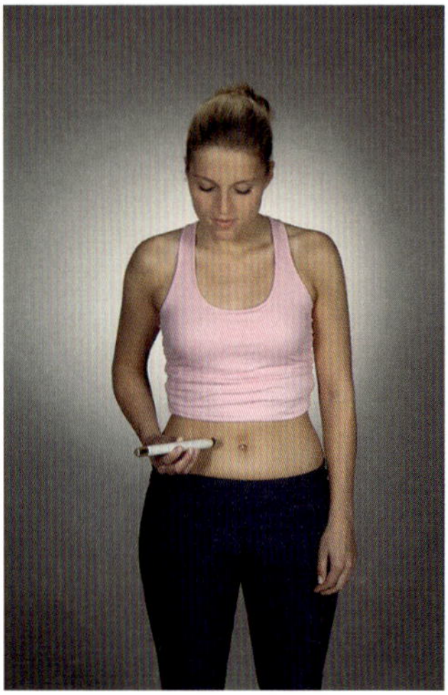

Moxa-Behandlung 5: Punkt „Magen 25“, etwas seitlich des Bauchnabels.

- Den nun folgenden Punkt Magen 36 kennen Sie bereits aus der Moxa-Behandlung 1 und 3: Beugen Sie im Sitzen das Knie. Tasten Sie mit den Fingern nach der Mulde unterhalb der Kniescheibe. Finden Sie deren Mitte und gehen Sie von dort drei bis vier Zentimeter waagrecht in Richtung der Innenseite des Beins.

Moxa-Behandlung 6 gegen Völlegefühl

Die „Moxa-Behandlung gegen Völlegefühl" ist die Alternative der Chinesischen Medizin zu dem bei uns verbreiteten „Magenbitter" – sie wirkt mindestens ebenso gut, aber ohne Alkohol ...

Dies ist die letzte der Moxa-Behandlungen, die ich für Sie zusammengestellt habe. Sie können Sie anwenden, wenn Sie unter Völlegefühl leiden, das mit Kälteempfindungen einhergeht. Außerdem sollte Wärme Ihre Beschwerden lindern.

Wenn Sie Hitze-Zeichen wie Sodbrennen oder eine Magenschleimhautentzündung oder auch starken Durst an sich bemerken, verzichten Sie bitte auf die Moxa-Behandlung.

- Den ersten Punkt haben Sie schon bei vorigen Moxa-Behandlungen kennengelernt. Er befindet sich acht Zentimeter senkrecht oberhalb des Nabels.
- Auch den zweiten Punkt, den Sie nun erhitzen, kennen Sie bereits gut. Es ist wieder der Punkt „Magen 36“

(▶ Foto auf Seite 115). Sie finden ihn sechs Zentimeter senkrecht unterhalb der Kniescheibe, direkt außen neben den Außenseiten des Schienbeins.

Schmerzen, die sich durch Wärme bessern

Bei allen Schmerzzuständen, die sich durch Wärme lindern lassen, können Sie die Moxa-Zigarre immer direkt über dem Schmerzgebiet ansetzen. Aber selbstverständlich nur dann, wenn sich dort nicht zum Beispiel eine offene Wunde, ein Hautausschlag oder Ähnliches befindet.

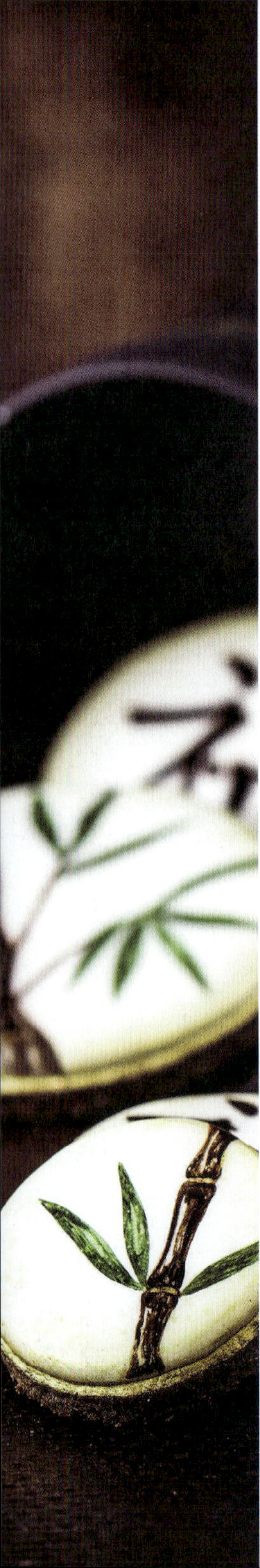

5 Sanfte Wege zu Ausgeglichenheit und Vitalität

Sehnen Sie sich auch manchmal danach, die Last des Alltags abzuschütteln und tiefen inneren Frieden zu finden? Chinesisches Qigong und Meridiangymnastik weisen uns den Weg zurück zur eigenen Mitte – dorthin, wo wir als Kinder noch zu Hause waren.

Qigong – Meditation in Ruhe und Bewegung

Außen ist Ruhe, innen ist Bewegung, sagen die Chinesen, wenn sie vom „stillen Qigong“ sprechen. Der Körper ist äußerlich ruhig, aber innerlich lenken Vorstellungskraft und Atmen den Fluss des *Qi*. Bei Übungen in Bewegung ist es umgekehrt. Der Körper bewegt sich, aber die Vorstellungskraft konzentriert sich auf einen bestimmten Körperpunkt. So ist Qigong Atemübung, Bewegungsübung und Meditation in einem.

Lebenskraft im Gleichgewicht

Qigong ist nicht gleich Qigong. Es gibt Hunderte, vielleicht sogar Tausende verschiedener Übungsformen und viele Gründe, warum es ausgeübt wird: religiös-spirituell, im Rahmen einer Kampfkunst oder medizinisch. Besonders für das Qigong-Üben gilt, dass es nicht auf die Menge, sondern auf die Qualität ankommt. Mein Qigong-Meister Li Xiaoming (Aussprache: „Schiauming“) hat mich eine Folge von nur zwei einzelnen Übungen aus dem medizinischen Qigong gelehrt. Ich will beide, eine stille Qigong-Übung und eine Übung in Bewegung, an Sie weitergeben. Wenn Sie sie regelmäßig und dauerhaft anwenden, können Sie große Ziele erreichen: innere Ausgeglichenheit, gesteigerte Leistungsfähigkeit sowie körperliche, seelische und geistige Gesundheit.

Der amerikanische Autor Daniel Reid schreibt, dass die Maler im alten China regelmäßig Qigong übten, bevor sie zum Pinsel griffen – *um die Gedanken zum Schweigen zu bringen, das Herz zu beruhigen […] und den Geist zu konzentrieren.*

Das Ziel medizinischer Qigong-Übungen ist es, den freien Fluss des *Qi* aufrechtzuerhalten oder wiederherzustellen. Sie erinnern sich: Eine *Qi*-Stauung führt zu Schmerzen, macht Sie müde und schlapp und verringert Ihre Leistungsfähigkeit. Die Qigong-Übungen „Stehen wie ein Pfahl“ (▶ Seite 130) und „Wecke das *Qi*“ (▶ Seite 134) stärken die feinstoffliche Lebenskraft im Körper und sorgen dafür, dass sie frei fließt. Probieren Sie es aus – die Wirkung wird mit der Zeit verblüffend sein. Ich bin sicher, dass ich Sie mit meiner Begeisterung anstecken kann, wenn Sie sich auf diese Übung einlassen. Oft gelingt es einem Patienten schon allein durch Qigong, bestimmte Beschwerden endgültig zum Verschwinden zu bringen und seine volle Leistungsfähigkeit wiederzuerlangen. Dann sollte er weiterüben, um den erreichten Zustand zu erhalten.

Info

Atem und Körperbewusstsein

- Qigong beinhaltet meditative Atem- und Bewegungsübungen. Damit sind Qigong-Übungen mehr als nur Atemübungen und mehr als nur gymnastische Übungen.
- Beim Qigong konzentriert man sich auf einen bestimmten Vorstellungsinhalt – man lenkt seine Vorstellungskraft. Dies ist der meditative Aspekt. Deshalb ist Qigong auch mehr als nur eine Entspannungsmethode. Es ist ein Weg, den eigenen Körper meditativ wahrzunehmen und sich seiner bewusst zu werden.

So alt wie die Chinesische Medizin

Vor etwa 60 Jahren, kurz nach der kommunistischen Machtergreifung in China, errichtete ein TCM-Arzt die erste Klinik für Qigong. Er wählte den Begriff „Atemübung", um den neuen Machthabern möglichst „ungefährlich" und unauffällig zu erscheinen.

Qigong-Übungen zählen zu den ältesten Heil- und Vorbeugungsmethoden der Chinesischen Medizin. Das Wort Qigong (Aussprache: „Tschigung") ist dagegen erst rund 300 Jahre alt und seit 40 Jahren im alltäglichen Gebrauch. „*Qi*" heißt unter anderem Atem, „*Gong*" heißt Übung. „Qigong" bedeutet also wörtlich „Atemübung".

Bereits im alten China gab es unzählige verschiedene Qigong-Übungsformen. Noch heute finden sich in vielen chinesischen Familien Traditionen, bei denen eine bestimmte Übungsform von Generation zu Generation weitergegeben wird. Häufig sind sie nicht schriftlich festgehalten und nur in dieser Familie üblich.

Religiös-spirituelle Qigong-Übungen haben in der Tradition und bei den Ritualen des Konfuzianismus, des Taoismus und des Buddhismus die Aufgabe, den Übenden auf seinem spirituell-geistigen Weg weiterzubringen. Im Zusammenhang mit den Kampfkünsten soll Qigong die Kräfte des Geistes und des Körpers vereinigen und steigern. Im Medizinischen Qigong, das ich Ihnen auf den folgenden Seiten nahebringen möchte, haben Qigong-Übungen den Zweck, die Gesundheit zu erhalten oder Krankheit zu heilen.

Medizinisches Qigong

Die verschiedenen Formen des Qigong sind sich sehr ähnlich. Letztlich entscheidet nur der Übende, zu welchem Zweck und mit welcher Absicht er trainiert. Übt man Qigong, um gesund zu bleiben, wie dies Tausende von Chinesen tagtäglich am frühen Morgen in den öffentlichen Parks tun, handelt es sich um Medizinisches Qigong. Genauso gehört es zum Medizinischen Qigong, wenn Kranke in Kliniken oder für das Training zu Hause von TCM-Therapeuten oder Qigong-Lehrern bei den Übungen angeleitet werden.

Auch im Westen anerkannt

Qigong-Kurse sind auch bei uns mittlerweile weitverbreitet. Volkshochschulen, Qigong- und Kampfsport-Schulen sowie private Lehrer bieten Kurse für jedermann an. Die Krankenkassen zahlen unter Umständen bei den Kursgebühren zu – oder bieten sogar selber Qigong-Kurse an: Fragen Sie bei Ihrer zuständigen Geschäftsstelle nach. Der vorbeugende und heilende Wert von Qigong-Übungen ist anerkannt.

Zivilisationskrankheiten und Befindlichkeitsstörungen sind bei uns auf dem Vormarsch. Medizinisches Qigong kräftigt den Körper vorbeugend und wappnet ihn gegen schädliche Einflüsse.

Wenn Sie in guter Verfassung und gesund sind, können Sie sofort einen Kurs in Ihrer Nähe besuchen. Ich bin mir sicher, dass Ihnen Qigong sehr viel Spaß und Nutzen bringen wird und dass Sie nach dem „Reinschnuppern" noch intensiver einsteigen wollen!

Wenn Sie ernste oder anhaltende Beschwerden haben, sollten Sie zusätzlich zu den Qigong-Übungen unbedingt einen erfahrenen TCM-Therapeuten aufsuchen, damit er eine ausführliche chinesische Diagnose erhebt und dann ein persönliches Übungsprogramm für Sie zusammenstellt und es Ihnen beibringt.

Ausbildung in Qigong

In Deutschland praktizieren mittlerweile einige chinesische Qigong-Meister, die unter Umständen auch Qigong-Ausbildungen anbieten. Adressen finden Sie im Anhang des Buchs. Falls Sie an einem solchen Kurs erfolgreich teilnehmen, können Sie anschließend selbst Qigong unterrichten. Manche Qigong-Meister bilden ihre Schüler sogar so weit aus, dass diese dann selbst als Qigong-Lehrer unterrichten können.

Im Medizinischen Qigong werden auch manchmal die „heilenden Laute" eingesetzt. Dabei sprechen Sie während der Übung bestimmte Laute mit besonderen Wirkungen aus. In dem Buch „Das Stille Qigong" von Ulli Olivedi (▶ Anhang) können Sie mehr über diese Methode nachlesen.

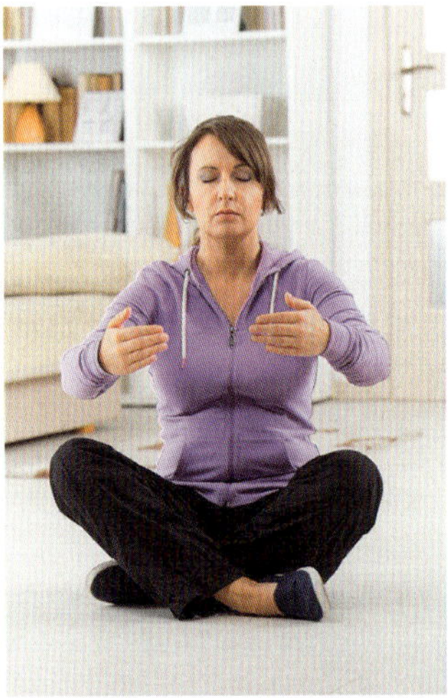

Einssein mit dem Kosmos: Sie können an einem stillen Ort in der freien Natur oder auch zu Hause üben.

So machen Sie es richtig

Im Folgenden werde ich genau erklären, wie Sie selbstständig Qigong üben können. Es würde mich nicht wundern, wenn Sie schon nach kurzer Zeit deutliche Veränderungen an sich spüren. Sie fühlen sich dann vielleicht leistungsfähiger, innerlich gelassener oder können sich tiefer entspannen als bisher. Beschwerden aller Art können sich bessern oder ganz verschwinden.

Bevor es mit den Übungen losgeht, fasse ich kurz zusammen, wie Sie die Übungen am besten ausführen und worauf Sie dabei besonders achten sollten.

Übungen in Ruhe und in Bewegung

Es wurde bereits erwähnt, dass es beim Qigong Varianten in Ruhe und in Bewegung gibt.

- Bei den Übungen in Ruhe halten Sie den Körper möglichst ruhig, das heißt, Sie führen keine Bewegungen aus. Konzentrieren Sie Ihre Vorstellungskraft ganz bewusst auf das Fließen des *Qi*.
- Versuchen Sie, die Übungen in Bewegung möglichst fließend und unverkrampft auszuführen. Ihre Konzentration halten Sie dabei, so gut es geht, auf einen festen Punkt im Körper konzentriert.
- Die Qigong-Übung, die ich Ihnen ab Seite 130 vorstelle, besteht aus einem Übungsteil in Ruhe und gleich anschließend aus einem Teil in Bewegung. Bei dieser Übung, wie überhaupt beim Qigong, können Sie gut erkennen, wie sich *Yin* und *Yang* gegenseitig ergänzen: Wenn Ihr Körper äußerlich ruhig ist, ist Ihr Geist innerlich in Bewegung und umgekehrt.

Die meisten Qigong-Übungen, vor allem die in Ruhe, können Sie im Stehen, Sitzen oder sogar im Liegen ausführen. Gerade für ältere oder kranke Menschen können die Varianten im Sitzen oder Liegen eine Alternative sein.

Verschiedene Atemtechniken

In der Qigong-Literatur werden ganz unterschiedliche Atemtechniken beschrieben, die je nach Übung eingesetzt werden. Die Wahl der Atemtechnik richtet sich auch danach, wieviel Erfahrung der Übende bereits im Qigong hat: Da ist die Rede von „Bauchatmung“, „paradoxer Atmung“, „Mundatmung“ oder „Windgeräuschatmung“, um nur einige zu nennen. Für die hier beschriebene Übung genügt es, wenn Sie normal und entspannt durch die Nase atmen.

Chinesische Gesundheitskugeln

Eine weitere Variante innerhalb des Qigong bieten die chinesischen Gesundheitskugeln. Sie kennen Sie vermutlich eher unter dem Namen „Qigong-Kugeln". Damit sie ihre Heilwirkung entfalten, müssen Sie diese Kugeln in den Händen rollen. Dabei wird die Handfläche als „Reflexzone" angeregt.

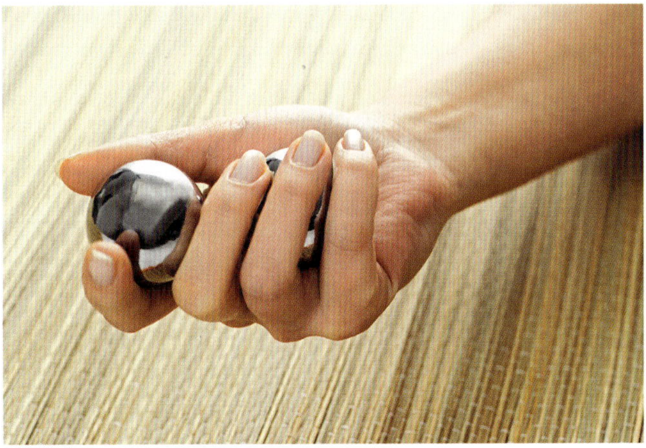

Das Üben mit Qigong-Kugeln verhilft zu Ausgeglichenheit und stärkt den ganzen Körper.

Die geeignete Übungszeit

Wenn Ihnen Mitternacht zum Üben zu spät ist, versuchen Sie, zeitlich möglichst nah heranzukommen. Denn das *Yin* wächst ja stetig an, nicht plötzlich. Eine „*Yin*-Übung" nachts um 23 Uhr wirkt also stärker als um 20 Uhr.

Für viele Qigong-Übungen ist die Tageszeit, zu der sie ausgeführt werden sollten, genau vorgeschrieben. Das *Qi* fließt nämlich in einem bestimmten Rhythmus und in einer bestimmten Reihenfolge durch den Körper. Das bedeutet, dass die Lebensenergie zu einer bestimmten Uhrzeit in einem bestimmten Funktionskreis ihren Höhepunkt hat.

Dieser Umstand lässt sich nutzen, um die beste Übungszeit für bestimmte Beschwerden festzulegen. In der Praxis kann man das allerdings oft nicht genau umsetzen. Denn wer hält es auf Dauer durch, jede Nacht um zwei Uhr aufzustehen, um zum Beispiel das *Qi* der Leber möglichst gut anzuregen?

Eine weitere Möglichkeit, die richtige Zeit auszuwählen, bietet die Theorie von *Yin* und *Yang*. Wir haben bereits gesehen, dass die Zeit des höchsten *Yin* die Mitternacht und die Zeit des höchsten *Yang* der Mittag ist (▶ Seite 26). Sie sollten also bei vorliegendem *Yin*-Mangel vorzugsweise um Mitternacht üben, bei vorliegendem *Yang*-Mangel zur Mittagszeit. Diese Zeiten sind vermutlich für viele Menschen durchaus noch annehmbar.

Am besten morgens und abends

Doch keine Angst – Sie können die Übungszeit auch in Ihren normalen Tagesablauf einpassen. Denn Qigong eignet sich gleichermaßen hervorragend, um morgens in Schwung zu kommen und sich abends vor dem Schlafengehen zu entspannen. Wählen Sie die Übungszeiten nach Ihren individuellen Bedürfnissen aus. Wenn Sie morgens schwer aus den Federn kommen, üben Sie am besten morgens. Wenn Sie dagegen abends schlecht einschlafen können oder insgesamt schlecht schlafen, machen Sie besser abends Qigong. Es spricht natürlich auch nichts dagegen, sowohl morgens als auch abends zu üben.

Nach meiner Erfahrung ist eine weitere Übungszeit besonders angenehm: der Übergang vom Arbeitstag zum Feierabend. So gelingt es mir, nach einem langen und stressigen Tag abzuschalten – probieren Sie es aus, vielleicht hilft es auch Ihnen.

Wenn ich nach einem anstrengenden Arbeitstag nach Hause komme, nehme ich zuerst eine Dusche und stelle mir vor, wie ich unangenehme und stressige Erlebnisse des vergangenen Tages von mir „abwasche", aber alle schönen Seiten bei mir behalte. Danach mache ich meine Qigong-Übungen – versuchen Sie es, vor allem wenn Sie dazu neigen, berufliche Sorgen auch abends mit sich herumzutragen und den Feierabend deshalb nicht voll genießen können. Dieses Ritual wirkt wie ein Trennungsstrich unter den Alltag.

Wo, wie und wie lange üben?

Sollten Sie Haustiere haben, achten Sie darauf, dass sie sich während Ihrer Übung nicht im selben Zimmer aufhalten. Manche der lieben Vierbeiner machen genau dann „Randale" oder wollen genau dann kuscheln, wenn Sie sich konzentrieren wollen.

Anfangs sollten Sie besonders darauf achten, an einem Ort zu üben, an dem Sie ungestört sind. Bitten Sie Ihre Familie, während dieser Zeit auf Sie Rücksicht zu nehmen und Sie nicht zu stören. Auch nicht wegen eines Telefonanrufs oder eines Besuchs – schließlich kann jeder auch einmal eine halbe Stunde warten. Später, wenn Sie mehr Routine haben, werden Sie vor allem die Übungen in Ruhe überall durchführen können. Selbst in der lautesten Bahnhofshalle werden Sie sich konzentrieren und abschalten können. Solche Übungen zwischendurch, auch wenn sie nur kurz sind, tragen oft sehr zum Wohlbefinden bei. Sie werden sie bald nicht mehr missen wollen.

Info

Bitte lassen Sie sich von der empfohlenen langen Übungsdauer nicht abschrecken. Natürlich ist auch eine kürzere Übungszeit in Ordnung, wenn Sie wenig Zeit haben. Üben Sie lieber kürzer, aber dafür regelmäßig. Auch so werden Sie ein gutes Ergebnis erzielen.

Was sonst noch wichtig ist

Kleidung, Essen und Trinken

- Die Trainingskleidung sollte vor allem bequem sein. Enge Gürtel oder Krawatten, beengende Hosen und so weiter sind nicht geeignet. Auch Schmuckstücke sollten Sie vor Beginn ablegen. Und nehmen Sie bitte vor allem Ihre Uhr ab – nicht nur, weil sie beengt, sondern auch, weil Sie ein Symbol für Zeitdruck ist!
- Vor und nach den Übungen sollten Sie 30 Minuten weder essen noch trinken, damit Ihnen beim Üben nicht schlecht wird.

Dauer

- Qigong können Sie praktisch unbegrenzt lange durchführen. Es empfiehlt sich aber, mit 20 Minuten, höchstens zwei Mal 20 Minuten pro Tag zu beginnen und dann die Dauer bis auf zwei Mal 40 Minuten pro Tag zu steigern.
- Aus eigener Erfahrung weiß ich, dass es Zeiten gibt, in denen der Eifer nachlässt. Dann packt es einen wieder, und man übt wieder regelmäßig. Also seien Sie nicht enttäuscht, wenn Sie mal ein Übungstief haben. Versuchen Sie einfach, sich neu zu motivieren, indem Sie zum Beispiel daran denken, wie wohlig und entspannt Sie sich nach dem Qigong fühlen.

Der richtige Übungsabschluss

Als Abschluss einer Übungseinheit machen Sie am besten die Fitnessmassage (▶ Seite 105–108). Die Qigong-Übung hat Ihnen *Qi* zugeführt und Ihren „Vorratsspeicher" wieder gefüllt. Die abschließende Massage bringt Ihr *Qi* nun zum Fließen. Sie bildet den Übergang vom Qigong zurück zum Alltag.

Anfangsfehler und wie man sie vermeidet

- Oft begehen Einsteiger den Fehler, sich zu stark auf den jeweiligen Vorstellungsinhalt zu konzentrieren und verkrampfen sich dabei. Es ist anfangs ganz normal, dass Sie durch Gedanken und Geräusche aus Ihrer Umgebung immer wieder abgelenkt werden. Mein Tipp: Bemerken Sie einfach nur, dass Sie von Ihrer Konzentration abgewichen sind und kritisieren Sie sich nicht dafür. Kehren Sie dann möglichst ungezwungen mit Ihrer Aufmerksamkeit wieder zurück.
- Auch eine Übungssitzung, in der es Ihnen nicht gelungen ist, sich dauerhaft zu konzentrieren, hat ihre Wirkung. Oft sind gerade diese Sitzungen wertvoll, weil dort viele unbewusste Gedanken „hochkommen" und Ihnen damit bewusst werden.
- Hüten Sie sich vor übertriebenen Erwartungen an den Meditationszustand, in dem Sie sich im Laufe der Qigong-Übung befinden: Sie müssen nicht irgendwelche besonderen Visionen erleben. Natürlich ist der meditative Qigong-Zustand ein besonderer Bewusstseinszustand. Aber er ist nichts völlig Außergewöhnliches – jeder kann ihn erreichen.

Qigong-Übung für jeden Tag

Die Qigong-Übung, die ich Ihnen im Folgenden beschreibe, besteht aus zwei Teilen, einem „in Bewegung" und einem zweiten „stillen" Teil. Der erste Übungsabschnitt heißt „Stehen wie ein Pfahl", der zweite „Wecke das *Qi*". Beide Teile gehören zusammen und sollten deshalb immer gemeinsam durchgeführt werden. Ich habe diese Übung vom chinesischen Qigong-Meister Li Xiaoming gelernt.

Vielleicht hilft es Ihnen, wenn Sie die Übungsanweisungen auswendig lernen oder mit dem Handy aufnehmen und wieder abspielen. Wenn Sie eine Aufnahme machen, lassen Sie

Wenn sie regelmäßig üben, werden Sie bald einen positiven Effekt spüren. Ihre Beschwerden bessern sich oder verschwinden ganz, Ihre Leistungsfähigkeit steigert sich, Sie werden zufriedener und selbstbewusster.

aber bitte genügend Zeit zwischen den Anweisungen für die einzelnen Übungsteile. Es ist wichtig, dass Sie sich in Ruhe auf bestimmte Körperpunkte konzentrieren.

Damit Sie die folgende Übung richtig durchführen können, sollten Sie drei wichtige Körperstellen genau kennen: *Dantian*, *Baihui* und *Yongquan*.

Info

Dantian, Baihui und Yongquan

- *Dantian* (Aussprache: „Dantiän"). Dieser wichtige Bereich liegt ungefähr zwei Fingerbreit unterhalb des Nabels. Allerdings befindet er sich nicht auf der Hautoberfläche, sondern etwa zwei Fingerbreit innerhalb des Körpers. Überfordern Sie nicht Ihr Vorstellungsvermögen, sondern versuchen Sie einfach, sich locker auf diese Stelle zu konzentrieren. Ihr Körper wird Sie dann von selbst zum richtigen Ort führen.
- *Baihui*: Diese Stelle haben Sie bereits bei der Gesundheitsmassage für Körper und Seele kennengelernt – allerdings nicht mit Namen. Es ist ein wichtiger Akupunkturpunkt am Kopf, und zwar genau der Scheitelpunkt, also der höchste Punkt auf dem Kopf, wenn Sie gerade nach vorne schauen. Er befindet sich nicht genau in der Mitte der Scheitelachse, sondern etwa eine Fingerkuppe dahinter.
- *Yongquan* (Aussprache: „Jongtschuän"): Dieser Akupunkturpunkt liegt auf der Fußsohle. Stellen Sie sich vor, Ihre Fußsohle wäre quer in drei gleiche Abschnitte unterteilt, *Yongquan* liegt am Übergang vom mittleren zum vorderen Drittel, in der Mitte der beiden Seiten.

Stehen wie ein Pfahl

In Klammern ist die ungefähre Zeit für die Übung angegeben, sodass am Anfang die Gesamtübungszeit ohne die Selbstmassage 20 Minuten beträgt. Sie können die Zeiten natürlich auch leicht variieren.

Wie der Name schon nahelegt, sollten Sie „Stehen wie ein Pfahl" im Stehen üben. Sie können aber auch diese Übung notfalls im Sitzen oder Liegen durchführen – wenn Sie krank sind, oder wenn das Üben anfangs zu Schwindel führt.

1. Wenn Sie noch nie oder noch nicht lange Qigong machen, sollten Sie diese Ausgangsstellung einnehmen: Stehen Sie entspannt, die Beine schulterbreit auseinander, die Füße gerade nach vorn gerichtet und parallel. Achten Sie darauf, dass die Knie nie ganz durchgestreckt, sondern leicht gebeugt sind. Auf diese Weise kippt der untere Teil des Beckens etwas nach vorne, und das Hohlkreuz, in dem wir meist stehen, verschwindet. Am besten stellen Sie sich vor, Sie wollten sich gerade auf einen Barhocker setzen. Legen Sie nun über *Dantian* Ihre Hände auf Ihren Bauch. Frauen legen die linke über die rechte, Männer die rechte über die linke Hand. Diese Handhaltung erleichtert es Ihnen am Anfang, sich auf das *Dantian* zu konzentrieren.

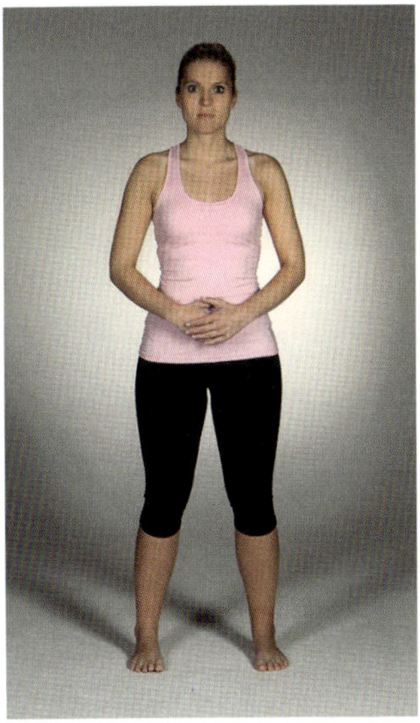

Ausgangsstellung 1: Beinstellung schulterbreit, die Füße zeigen nach vorn, die Knie sind leicht gebeugt. Die Hände über *Dantian* auf den Bauch legen.

2. Die zweite Ausgangsstellung unterscheidet sich von der ersten nur in der Haltung der Arme und Hände. Halten Sie Ihre Arme und Hände so, als stünden Sie bis zur Hüfte im Wasser und als lägen Ihre Hände von seitlich-unten an einem großen Ball, der vor Ihnen auf dem Wasser schwimmt. Durch diese Haltung werden die Achseln

frei und das *Qi* kann dort besser fließen. Auch zwischen Armen und Händen staut es sich so nicht, da die Handgelenke nicht abgeknickt sind.

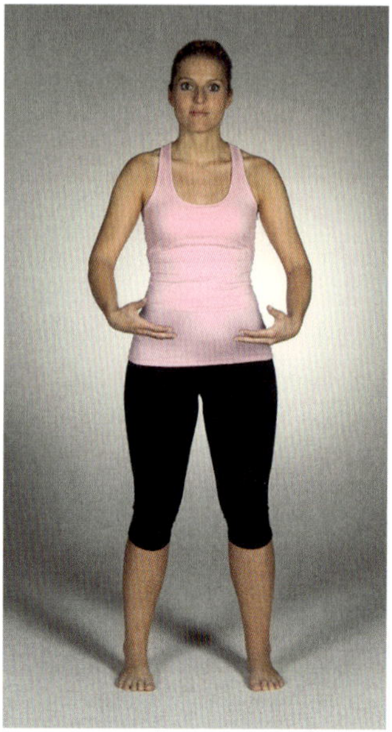

Ausgangsstellung 2: Beinstellung schulterbreit, die Füße zeigen nach vorn, die Knie sind leicht gebeugt. Die Arme und Hände werden so gehalten, als lägen die Hände von seitlich unten an einem großen Ball.

3. Schließen Sie nun die Augen und beginnen Sie mit dem Übungsteil in Ruhe. Entspannen Sie sich, indem Sie Ihrer Atmung nachspüren. Fühlen Sie einfach nur, wie Sie einatmen und wieder ausatmen. Verändern Sie Ihre Atmung nicht, beobachten Sie sie nur (eine Minute).
4. Spüren Sie nun, wie Sie Ihren Körper halten: Wie sich Ihr Gesicht anfühlt ..., Ihr Kopf ..., Ihr Nacken ..., Ihre Schultern ..., Rücken ..., Gesäß ..., Beine ..., Füße ... Wenn Sie irgendwo in Ihrem Körper eine Verspannung spüren, lassen Sie diese Verspannung beim Ausatmen willentlich los. Konzentrieren Sie beim Ausatmen Ihre Vorstellungskraft auf das Wort: „Loslassen" (zwei Minuten).
5. Lenken Sie nun Ihre Aufmerksamkeit auf das *Dantian* in Ihrem Bauch. Vielleicht können Sie bereits spüren, wie sich dadurch das *Qi* im *Dantian* sammelt. Vielleicht müssen Sie auch erst eine Weile üben, bis Sie es spüren. Dem

Erfolg der Übung tut dies keinen Abbruch. Konzentrieren Sie Ihre Vorstellungskraft auf den Satz: „Das *Qi* sammelt sich im *Dantian*" (vier Minuten).

6. Konzentrieren Sie nun Ihre Aufmerksamkeit auf den Punkt *Baihui* ganz oben auf dem Kopf. Stellen Sie sich vor, wie durch diesen Punkt die *Yang*-Energie des Himmels in Ihren Körper einströmt und sich im *Dantian* sammelt. Konzentrieren Sie Ihre Vorstellungskraft auf den Satz: „Die *Yang*-Energie des Himmels sammelt sich im *Dantian*" (vier Minuten).
7. Denken Sie anschließend intensiv an den Punkt *Yongquan* auf der Fußsohle. Spüren Sie, wie durch ihn die *Yin*-Energie der Erde in Ihren Körper fließt und sich im *Dantian* sammelt. Konzentrieren Sie sich auf den Satz: „Die *Yin*-Energie der Erde sammelt sich im *Dantian*" (vier Minuten).
8. Beobachten Sie nun, am Ende der Übung, wie Sie atmen. Können Sie einen Unterschied zu vorher feststellen? Versuchen Sie, sich genau zu merken, wie Sie jetzt, im Qigong-Zustand, atmen (eine Minute). Mit der Zeit werden Sie lernen, diesen Atemzustand und die damit verbundene Entspannung in Ihren Alltag mit hinüberzunehmen. Mit einiger Übung können Sie ihn dann „abrufen", wann immer Ihnen Stress und Unruhe zusetzen.
9. Beobachten Sie auch, wie sich Ihr ganzer Körper anfühlt – gehen Sie die Körperregionen von oben nach unten durch: Gesicht ..., Kopf ..., Nacken ..., Schultern ..., Rücken ..., Gesäß ..., Beine ... und Füße. Merken Sie sich auch hier, wie Sie Ihren Körper im Qigong-Zustand halten (eine Minute).
10. Versuchen Sie zum Abschluss des Übungsteils „Stehen wie ein Pfahl" zu spüren, wie fest und stabil sich Ihr Unterkörper anfühlt. Ganz so, als ob Sie über starke Wurzeln, die von Ihren Fußsohlen ausgehen, tief im Boden verankert wären. Vielleicht fühlt sich Ihr Oberkörper umgekehrt ganz leicht und frei – und trotzdem

Tipp

Wenn Sie Ihren Körper im Geist durchwandern, können Sie sich natürlich auch auf Körperstellen konzentrieren, die ich nicht angegeben habe. Richten Sie sich nach Ihren persönlichen Bedürfnissen. Und lassen Sie sich von Ihrem Gespür leiten.

„gehalten" an. So, als wäre Ihr Kopf mit einem Faden am Himmel befestigt (eine Minute).

Lenken Sie schließlich Ihre Aufmerksamkeit wieder behutsam zurück in den Raum, in dem Sie üben. Öffnen Sie ganz langsam die Augen.

Sie können „Stehen wie ein Pfahl" auch nach Bedarf variieren. Falls Sie Schmerzen oder andere Beschwerden an einer bestimmten Körperstelle haben, können Sie Ihre Vorstellungskraft dorthin lenken, anstatt auf *Dantian*. Dann kann sich das *Qi* dort sammeln und entspannend und heilend wirken.

Schließen Sie nun den zweiten Übungsteil an: „Wecke das *Qi*", eine Übung in Bewegung.

Wecke das Qi

1. Stehen Sie entspannt, wie bei der Ausgangsposition zum Teil 1 der Qigong-Übung. Ihre Füße stehen parallel und schulterbreit auseinander. Die Knie halten Sie leicht gebeugt. Ihre Arme hängen seitlich herab.
2. Heben Sie nun mit dem Einatmen die Arme vor den Körper bis in Schulterhöhe. Halten Sie die Arme dabei gestreckt und parallel in Schulterbreite auseinander – die Hände hängen anfangs locker nach unten. Strecken Sie sich beim Heben der Hände gleichzeitig in den Kniegelenken, sodass insgesamt eine Aufwärtsbewegung entsteht. Allerdings sollten Sie die Knie auch jetzt nicht ganz durchdrücken. Wenn Sie am höchsten Punkt angelangt sind, kippen Sie die Hände im Gelenk nach oben, bis die Handflächen von Ihnen wegzeigen.
3. Beim Ausatmen senken Sie die Arme wieder bis in Beckenhöhe. Beugen Sie gleichzeitig die Knie wieder etwas mehr. Unten angekommen, kippen Ihre Hände wieder langsam Richtung Boden. Machen Sie dann die Übung ab 2. nochmals.

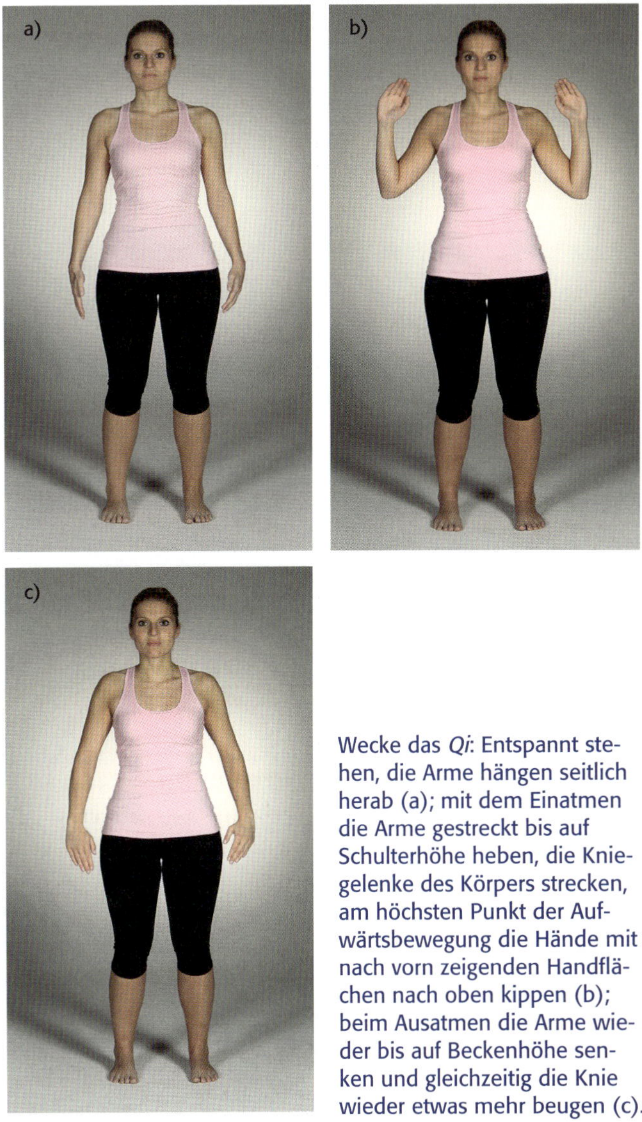

Wecke das *Qi*: Entspannt stehen, die Arme hängen seitlich herab (a); mit dem Einatmen die Arme gestreckt bis auf Schulterhöhe heben, die Kniegelenke des Körpers strecken, am höchsten Punkt der Aufwärtsbewegung die Hände mit nach vorn zeigenden Handflächen nach oben kippen (b); beim Ausatmen die Arme wieder bis auf Beckenhöhe senken und gleichzeitig die Knie wieder etwas mehr beugen (c).

Machen Sie die Übungsteile 1 bis 3 etwa zwei Minuten lang. Abschließend führen Sie die Fitnessmassage aus Kapitel 5 (▶Seite 105–108) durch. Konzentrieren Sie sich während der Massage entspannt darauf, dass Sie Ihr *Qi* zum Fließen bringen wollen.

Tipp

Versuchen Sie, die Bewegungen bewusst fließend und leicht auszuführen. Stellen Sie sich dabei eine Welle vor, die Ihre Arme und Hände begleitet: auf … und ab …, auf … und ab … Wo die Bewegung stockt, dort staut sich das *Qi*.

Atem und Körperhaltung

Noch ein Wort zu der Anregung weiter oben, sich am besten genau zu merken, wie wir im Qigong-Zustand atmen und den Körper halten (▶ Seite 132). Wir können unsere Atmung und unsere Körperhaltung willentlich beeinflussen. Leider ist es aber meist so, dass beides unbewusst von unserer seelischen Lage bestimmt wird.

Probieren Sie es einmal aus: Wenn Sie das nächste Mal stark unter Stress stehen, spüren Sie einmal in sich hinein. Ist es nicht vielleicht so, dass Sie oberflächlich atmen und Ihren Körper verkrampft halten? Wenn Sie regelmäßig Qigong üben, können Sie in einer solchen Situation willentlich so atmen und Ihren Körper so halten wie im Qigong-Zustand. Sie werden dann sofort merken, wie der Stress von Ihnen abfällt und Ihre Stimmung ausgeglichener und gelassener wird. Unsere Stimmung hat zwar einen starken Einfluss auf Körperhaltung und Atmung, aber das gilt auch umgekehrt: Eine bewusst veränderte Körperhaltung wirkt zurück auf unsere Gefühle.

Je länger Sie üben, desto bewusster wird Ihnen der Qigong-Zustand, bis Sie ihn nach Belieben aus Ihrer Erinnerung willentlich abrufen können. Versuchen Sie es – es lohnt sich!

Erinnern Sie sich an die Therapiehindernisse (▶ Seite 57 und 116)? Dazu zählen alle dauerhaften schweren Belastungen wie Umweltgifte, Schäden an Knochen und Gelenken, elektromagnetische Felder oder unbemerkte Entzündungen. Sie müssen erst beseitigt werden, bevor Qigong wirken kann – indem man die Störfaktoren entfernt, eine Behandlung einleitet oder sogar umzieht.

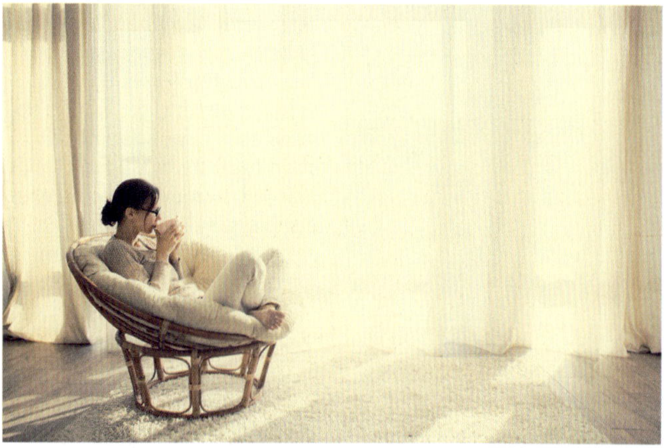

Oft hilft schon eine entspannte Sitzhaltung, um Stress abzubauen.

Meridiangymnastik – Balsam für die Muskeln

Viele chronische Schmerzen entstehen durch verspannte Muskeln. Die Meridiangymnastik hilft dabei auf einfache Weise, verkrampfte Muskeln wieder zu lockern und zu entspannen. Oder vorzubeugen, damit Verspannungen erst gar nicht entstehen. Lassen Sie sich aber von dem Begriff „Gymnastik" nicht täuschen. Hier geht es nicht um Bewegungen, sondern um die sanfte Anspannung und anschließende Dehnung des jeweiligen Muskels.

Jetzt einmal ganz locker!

Die meisten Dauerschmerzen, die mit TCM-Verfahren behandelt werden, sind Schmerzen aufgrund von Muskelverspannungen. Schmerzen bereitet in einem solchen Fall nicht nur der Muskel selbst, sondern außerdem alle Bindegewebe, die mit ihm zusammenarbeiten, also Sehnen, Bänder, Gelenkkapseln und Muskelbeutel. Die betroffenen Gewebe strahlen den Schmerz dann entweder in nahegelegene Körperbereiche aus oder sie „übertragen" ihn in ein weiter entfernt liegendes Gebiet. Mithilfe der Meridiangymnastik können Sie solche Verspannungen lockern.

Häufiges Schmerzgebiet: der Schultergürtel

Ein gutes Beispiel für solche Verspannungen ist der sogenannte „Trapezmuskel", der unter anderem dafür sorgt, dass Sie Ihre Schulter heben können. Sie kennen ihn bereits aus der Gesundheitsmassage (▶ Seite 91). Heutzutage spürt fast jeder Mensch dort Verspannungen. Suchen Sie ihn einfach mit der Hand auf der gegenüberliegenden Seite des Körpers am Übergang vom Nacken zur Schulter. Ungefähr in der Mitte des dort liegenden Muskelstrangs werden Sie auf einen druckschmerzhaften Punkt stoßen: Vielleicht strahlt er sogar Schmerzen aus. In der TCM entspricht das Gebiet, in das

Solche Verspannungspunkte kennt seit einiger Zeit auch die moderne westliche Medizin. Dort heißen sie „Triggerpunkte". Den Chinesen sind diese Zusammenhänge schon seit Langem bekannt: Es sind die Akupunkturpunkte.

dieser Muskel Schmerzen ausstrahlt beziehungsweise überträgt, genau dem Verlauf des Gallenblasen-Meridians.

Verspannungen pflanzen sich fort

Vielleicht erinnern Sie sich noch an die Meridiantheorie (▶ Seite 46–48). Die Tatsache, dass in unserem Körper alles mit allem vernetzt ist, hat für die Meridiangymnastik besondere Bedeutung. Denn auch Muskeln kann man laut TCM nicht einzeln und getrennt voneinander untersuchen oder behandeln, weil sie von Nerven gesteuert werden, die wiederum miteinander verbunden sind. So entstehen ganze Muskelfunktionsketten, in denen einzelne Muskeln mit anderen in engem Kontakt stehen. Die Chinesen haben diese Zusammenhänge schon vor Jahrtausenden beobachtet. Im Grunde entsprechen die Meridiane den neurophysiologischen Abläufen in den Muskelfunktionsketten.

Auch Verspannungen pflanzen sich entlang dieser Muskelfunktionsketten fort, die vom Kopf bis zu den Füßen reichen. Wenn Sie zum Beispiel falsche Schuhe tragen und Ihre Fußmuskeln verspannen, kann sich diese Verspannung bis nach oben in Ihre Kaumuskulatur fortsetzen. Umgekehrt können Ihnen verspannte Kaumuskeln verkrampfte Nacken-, Schulter-, Rücken-, Becken- oder sogar Beinmuskeln „bescheren". Auch dort treten dann meist Schmerzen auf.

Die Ursachen für solche Muskelverspannungen sind vielfältig: Unfälle, Überanstrengung, Körperfehlhaltungen (oft am Arbeitsplatz), emotionaler Stress oder Funktionsstörungen innerer Organe, um nur einige zu nennen. Durch solche Einflüsse entsteht ein Ungleichgewicht in der Arbeit des Muskels, er wird steif, seine Beweglichkeit schränkt sich ein, und schließlich beginnen die Schmerzen.

Entspannung heilt

Was könnte in einem solchen Fall ein Therapeut tun? Ganz einfach: Die Muskelverspannungen auflösen, den verspannten und dadurch verkürzten Muskel entspannen, also länger machen. Die Möglichkeiten dafür sind vielfältig und reichen von Spritzen in die betroffenen Punkte über Massagen und andere Anwendungen bis hin zur Akupunktur.

Wenn Sie unter Verspannungen leiden, können Sie Mithilfe der Meridiangymnastik selbst etwas tun. Sie können mit dieser Methode Ihre Muskeln entspannen, also länger machen. Die dafür geeigneten Übungen werden ab Seite 142 beschrieben. Vielleicht kennen Sie die eine oder andere Übung bereits aus einem westlichen Verfahren wie dem „Stretching". Es ist zu begrüßen, dass die moderne Sportmedizin dieselben Ideen entwickelt hat wie die TCM.

Wofür Meridiangymnastik geeignet ist

Bitte lesen Sie folgende Übersicht besonders sorgfältig. Mit ihrer Hilfe können Sie dann beurteilen, ob es für Sie sinnvoll ist, die Meridiangymnastik – gegebenenfalls neben anderen therapeutischen Maßnahmen – durchzuführen.

Meridiangymnastik: ja oder nein?

Meridiangymnastik kann Ihnen helfen, wenn ...

- Sie gelegentlich durch Verspannungen im Kopf- und Nackenbereich oder auch an anderen Körperstellen geplagt werden,
- Sie selbst etwas gegen diese Schmerzen unternehmen wollen,
- Sie etwas „steif" geworden sind und wieder beweglicher werden möchten,
- Sie einfach nur ergänzend zu sportlicher Betätigung Ihre Muskulatur weich und geschmeidig halten wollen.

Sie sollten keine Meridiangymnastik machen, wenn ...

- Sie sich gerade eine Sehnen-, Muskel- oder Gelenkverletzung zugezogen haben,
- Ihre Gelenke übermäßig beweglich sind.

Info

Denken Sie auch bei der Meridiangymnastik daran: anhaltende oder heftige, plötzliche Schmerzen können Zeichen einer ernsten Erkrankung sein. Suchen Sie in diesem Fall unbedingt einen Arzt auf. Klären Sie mit ihm, ob Sie die Behandlung durch TCM-Verfahren zu Hause unterstützen können.

So machen Sie es richtig

Denken Sie daran, dass Sie Ihre Muskeln am besten dehnen können, wenn sie warm sind. Sorgen Sie also dafür, dass der Raum, in dem Sie üben, warm ist oder dass Sie warme und trotzdem bequeme Kleidung tragen. Besonders gut lässt sich die Meridiangymnastik vor oder nach einem warmen Bad durchführen: Vorher lockert das heiße Wasser Ihre Muskeln schon etwas. Danach sorgt es dafür, dass die durch das Üben frei gewordenen Schlackenstoffe aus dem Muskel schneller wieder abtransportiert werden – so vermeiden Sie einen Muskelkater.

Kein Kreislauftraining

Nehmen Sie sich immer genügend Zeit, um die Übungen präzise durchzuführen. Am besten lesen Sie sich die Anleitung zu jeder Übung vorher sorgfältig im Ganzen durch und gehen danach schrittweise vor.

Verwechseln Sie die Meridiangymnastik nicht mit einem Kreislauftraining. Sie sollen dabei nicht außer Atem kommen, sondern immer ruhig und entspannt bleiben. Dass Sie möglicherweise leicht ins Schwitzen kommen, ist normal. Aber machen Sie zwischen den Übungen immer ausreichend lange Pausen. Es soll nie anstrengend werden.

Außerdem dürfen Sie während der Meridiangymnastik keine Schmerzen in den Gelenken oder Gelenkkapseln und -bändern spüren. Brechen Sie sofort ab, falls dies doch einmal geschieht, und gehen Sie am besten gleich zum Arzt. Normal hingegen ist das ziehende und spannende Dehnungsgefühl in der Muskulatur und in den Sehnen, die Sie während der Dehnungsphase der Übungen spüren werden.

Die Trainingsprogramme für die einzelnen Muskelgruppen finden Sie ab Seite 142. Die folgenden Tipps sind für jede Übung wichtig.

Info

Der Ablauf einer Übung

- Zunächst wird für jede Übung immer eine Ausgangsposition beschrieben.
- Dann wird der jeweilige Muskel, der gelockert werden soll, erst einmal angespannt. Diese Anspannung ist meist „isometrisch", das heißt, der Muskel wird gegen einen Widerstand angespannt, ohne dass tatsächlich eine Bewegung ausgeführt wird. Diese isometrische Anspannung wird etwa drei bis fünf Sekunden lang gehalten.
- Auf die Anspannung folgt die Dehnung des Muskels. Sie finden bei jeder Übung genaue Angaben, wo Sie die Dehnung spüren sollten. Die Dehnung sollten Sie zehn Sekunden lang „aushalten". Ist eine abschließende Dehnung des Muskels nötig, halten Sie diese bis zu 20 Sekunden lang durch. Anschließend sollten Sie alle drei Schritte jeder Übung noch drei bis fünf Mal wiederholen.
- Lenken Sie während der Dehnung bewusst Ihre Vorstellungskraft – ähnlich, wie Sie es schon von den Qigong-Übungen her gewohnt sind. Stellen Sie sich vor, dass beim Einatmen frische Luft bis in den gedehnten Muskelbereich hineinströmt. Konzentrieren Sie sich dann darauf, dass die Luft alle Spannung und Schlackenstoffe des Muskels aufnimmt. Beim Ausatmen lassen Sie dann bewusst die „schlechte" Luft vom Spannungsort wegfließen. Anschließend atmen Sie wieder ein und so weiter. Vielleicht finden Sie es am Anfang schwierig, die Übungsanleitungen alle auf einmal zu beachten und sich auch noch vieles vorzustellen. Aber mit einiger Übung werden Sie bald in der Lage sein, schnell und willentlich jede beliebige Körperregion auf diese Weise zu entspannen.
- Wiederholen Sie den ganzen Ablauf von Anspannung und anschließender Dehnung für jeden Muskel jeweils drei bis fünf Mal.

Tipp

Wenn Sie Schmerzen haben und diese lindern möchten, sollten Sie zunächst Ihren Arzt aufsuchen. Wenn er einverstanden ist, können Sie das Schmerzgebiet und die dazugehörige Körperachse (also vorne, seitlich oder hinten) trainieren. Zur Vorbeugung empfehle ich Ihnen, jeweils gleichviele Übungen aus allen drei Achsen zusammenzustellen – Sie müssen nicht immer alle Übungen machen.

Hilfsmittel

Um die Meridiangymnastik durchzuführen, brauchen Sie nur einige wenige und einfache Hilfsmittel:

- eine Übungsmatte oder einen dicken Teppich,
- einen Türstock, dessen Seiten nicht zu weit auseinanderliegen.

Durch Anspannung entspannen

Sie können die heilende und vorbeugende Wirkung der Meridiangymnastik verstärken, indem Sie danach die Qigong-Übung (▶ Seite 130–135) und abschließend die Fitnessmassage (▶ Seite 105–108) durchführen. Regelmäßig zusammen ausgeführt, werden Ihnen diese 14 Übungen eine stabile körperliche, seelische und geistige Gesundheit schenken. Versuchen Sie es mit etwas Geduld – überanstrengen Sie sich nicht, aber unterfordern Sie sich auch nicht.

Übung 1: Zehen- und Fußstrecker

Ausgangsstellung Setzen Sie sich bequem auf den Boden, auf eine Übungsmatte oder auf einen Hocker. Am besten sitzen Sie wohl im Schneidersitz, mit zwei angewinkelten und nach außen zeigenden Knien und am Boden liegenden Unterschenkeln. Auf dem Hocker legen Sie ein Bein über das andere. Legen Sie nun eine Handfläche auf den Rücken Ihres gegenüberliegenden Fußes. Schließen Sie dann die Finger locker um die Kleinzehenseite des Fußes (▶ Foto). Diesen Fuß samt Zehen beugen Sie nun möglichst weit vom Schienbein weg. Mit der zweiten Hand stützen Sie den Unterschenkel des beübten Fußes ab.

Isometrische Anspannung Strecken Sie nun die Zehen und den Fuß gegen den Widerstand Ihrer Hand in Richtung Schienbein. Halten Sie diese Spannung etwa drei bis fünf Sekunden lang. Denken Sie daran, dass bei der isometrischen Anspannung keine Bewegung entstehen soll, sondern eben nur eine Spannung. Der Zug des Fußes und die entgegengerichtete Kraft der Hand sollen gleich stark sein.

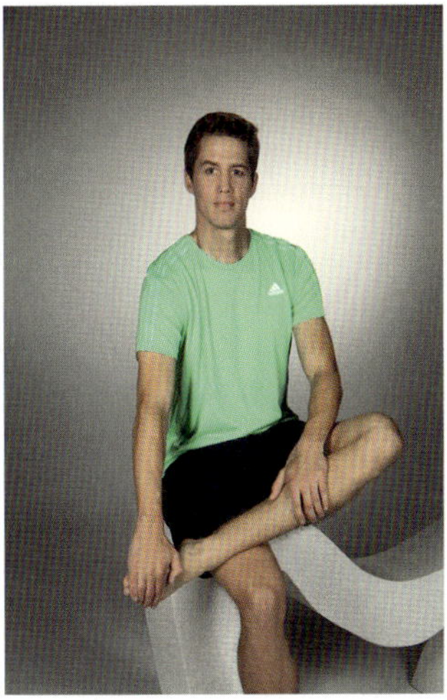

Übung 1: Zehen- und Fußstrecker.

Tipp

Auch für die Meridiangymnastik gilt: Wiederholen Sie alle Übungen möglichst auch noch mit der anderen Körperseite – selbst dann, wenn es nicht immer ausdrücklich dabeisteht.

Dehnung Beugen Sie mit der Hand den jetzt lockeren Trainingsfuß noch etwas weiter von Ihrem Schienbein weg. Auf diese Weise dehnen Sie den Muskel entlang des Fußrückens, den sie gerade isometrisch angespannt hatten. Können Sie es spüren? Halten Sie die Dehnung etwa acht bis zehn Sekunden lang. Wiederholen Sie die ganze Übung drei bis fünf Mal. Die letzte Dehnung führen Sie 20 Sekunden lang durch. Denken Sie daran, auch mit dem anderen Fuß zu üben.

Übung 2: Zehen- und Fußbeuger

Ausgangsstellung Setzen Sie sich auf den Boden oder auf einen Hocker wie bei Übung 1. Legen Sie den linken Fuß auf den Oberschenkel des rechten Beins. Umfassen Sie mit der rechten Hand wieder die Zehen des gegenüberliegenden Fußes. Mit der linken Hand stützen Sie erneut den Unterschenkel des oben liegenden Beins möglichst nahe am Knöchel ab (▶ Foto auf der nächsten Seite). Bei dieser Übung strecken Sie den Fuß und die Zehen möglichst weit in Richtung Schienbein.

Isometrische Anspannung Versuchen Sie nun, die Zehen des Übungsbeins in Richtung Fußsohle zu beugen und gleichzeitig Ihren Trainingsfuß vom Schienbein „wegzudrü-

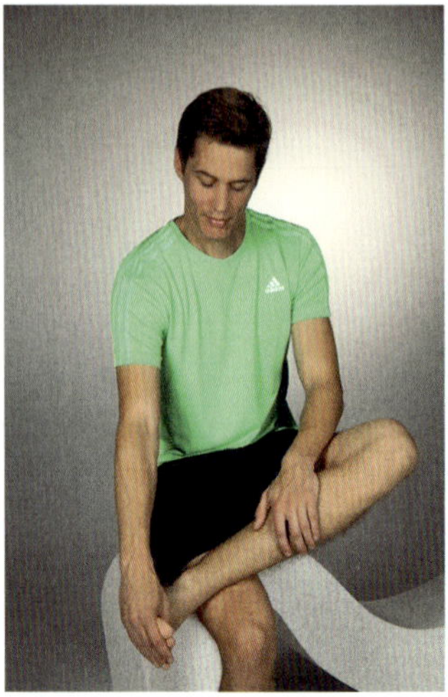

Übung 2: Zehen- und Fußbeuger.

cken". Üben Sie dabei Kraft gegen den Widerstand Ihrer Hand aus, ohne Zehen oder Fuß tatsächlich zu bewegen. Halten Sie diese Anspannung etwa drei bis fünf Sekunden lang aufrecht und lassen Sie dann wieder locker.

Tipp

Übertreiben Sie die Dehnungen nicht. Ein ziehendes Dehnungsgefühl ist genau das Richtige. Es darf jedoch nicht schmerzen.

Dehnung Bei der nun anschließenden Dehnung ziehen Sie die Zehen und den Trainingsfuß mit der Hand, die ihn vorne umfasst hält, noch ein Stückchen weiter in Richtung auf Ihr Schienbein zu. Führen Sie die Dehnung etwa acht bis zehn Sekunden lang durch. Wiederholen Sie auch diese Übung drei bis fünf Mal. Halten Sie die abschließende Dehnung bitte 20 Sekunden lang. Vergessen Sie nicht, auch mit Ihrem anderen Fuß zu üben.

Übung 3: hintere Oberschenkelmuskeln

Ausgangsstellung Setzen Sie sich auf den Boden, Ihr Oberkörper weist gerade nach oben. Ihre Beine sind etwa 90 Grad abgewinkelt, die Knie weisen zur Decke. Setzen Sie die Fersen auf dem Boden ab, nicht aber die Fußsohlen. Diese bilden mit den Schienbeinen wiederum einen Winkel von rund 90 Grad – Ihre Füße zeigen also von Ihnen weg schräg nach oben (▶ Foto). Stützen Sie sich dann mit Ihren fast gestreckten Armen hinter Ihrem Rücken auf dem Boden ab. So schaffen Sie ein Gegengewicht zu dem Druck, den Sie nun gleich mit Ihren Fersen ausüben werden.

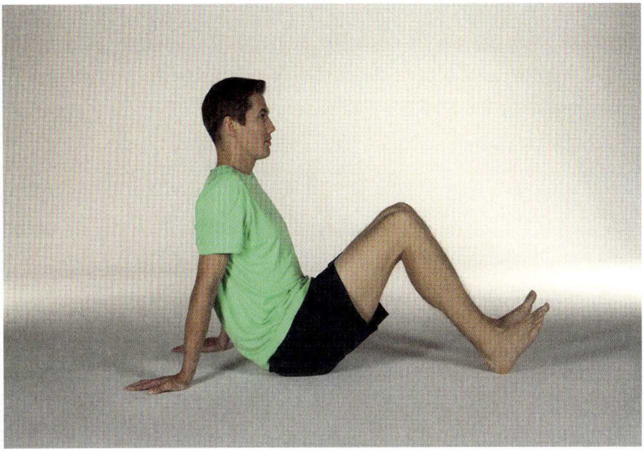

Übung 3: hintere Oberschenkelmuskeln.

Isometrische Anspannung Drücken Sie jetzt Ihre beiden Fersen fest auf den Boden. Spüren Sie die Spannung, die dabei in den hinteren Oberschenkelmuskeln entsteht. Halten Sie diese Spannung etwa drei bis fünf Sekunden.

Dehnung Zur Dehnung strecken Sie nun die Beine im Sitzen gerade nach vorn aus. Beugen Sie den Rumpf vorsichtig nach vorn in Richtung Knie. Lassen Sie die Arme dabei locker seitlich neben dem Körper herabhängen. Spüren Sie diesmal die Dehnung in den hinteren Oberschenkelmuskeln? Üben Sie weitere drei bis fünf Mal. Die letzte Dehnung sollten Sie 20 Sekunden lang aushalten. Da Sie ja ohnehin nicht bis an die Schmerzgrenze gehen sollten, dürfte Ihnen das nicht schwerfallen.

Tipp

Achten Sie bei der Dehnung unbedingt darauf, den Rumpf bei gestrecktem Rücken vorzubeugen. Machen Sie keinen „Katzenbuckel". Sonst entsteht kein Zug auf die Oberschenkelmuskeln.

Übung 4: vordere Oberschenkelmuskeln

Ausgangsstellung Legen Sie sich auf dem Boden auf eine Körperseite. Mit dem unteren Arm stützen Sie den Kopf ab – er dient gewissermaßen als „Kopfkissen“. Winkeln Sie das untere Bein leicht an, damit Sie eine stabile Lage haben. Knicken Sie das obere Bein im Kniegelenk nach hinten. Ihre obere Hand fasst dieses Bein hinter dem Körper nahe dem Sprunggelenk (▶ Foto).

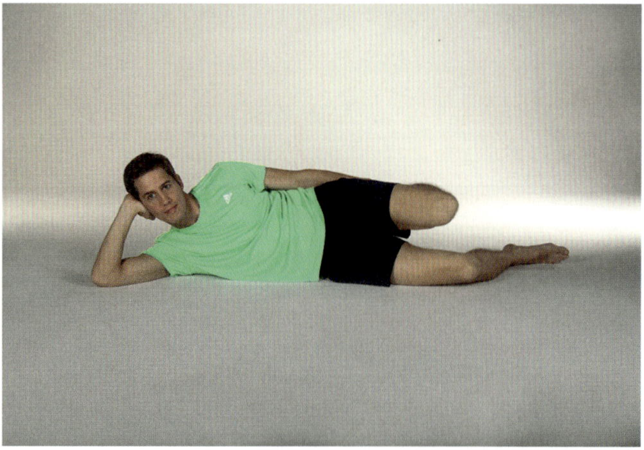

Übung 4: vordere Oberschenkelmuskeln.

Isometrische Anspannung Versuchen Sie nun, das obere Bein gegen den Widerstand Ihrer Hand nach vorn zu drücken. Spüren Sie die Anspannung, die im vorderen Oberschenkelmuskel entsteht. Halten Sie drei bis fünf Sekunden lang aus. Und denken Sie daran, nicht zu übertreiben und die Spannungskraft deutlich, aber vorsichtig auszuüben.

Dehnung Um die vorderen Oberschenkelmuskeln zu dehnen, ziehen Sie mit der Hand das obere Bein noch etwas weiter nach hinten. Dehnen Sie acht bis zehn Sekunden lang. Wiederholen Sie die Übung drei bis fünf Mal und halten Sie die letzte Dehnung etwa 20 Sekunden lang.

Tipp

Sie können die Dehnung auch so ausführen: Strecken Sie das obere Bein gerade nach hinten und legen Sie Ihre freie Hand von vorn auf den Oberschenkel. Diese Variante der Übung sollten Sie unbedingt wählen, wenn Sie Beschwerden in den Knien haben.

Denken Sie auch an Ihr anderes Bein: Rollen Sie sich auf die andere Körperseite und beginnen Sie die Übung noch einmal von vorn.

Übung 5: innere Oberschenkelmuskeln

Ausgangsstellung Setzen Sie sich auf den Boden. Winkeln Sie die Beine an und legen Sie die Fußsohlen aneinander, sodass die Knie zur Seite fallen. Beugen Sie sich dann nach vorn und legen Sie die Unterarme auf die Knie (▶ Foto). Beachten Sie dabei wiederum, dass Ihr Rücken gerade bleibt. Schließlich soll die Übung ja auf Ihre Oberschenkel wirken und nicht „ins Kreuz gehen". Drücken Sie nun mit den Unterarmen beide Oberschenkel in Richtung Boden.

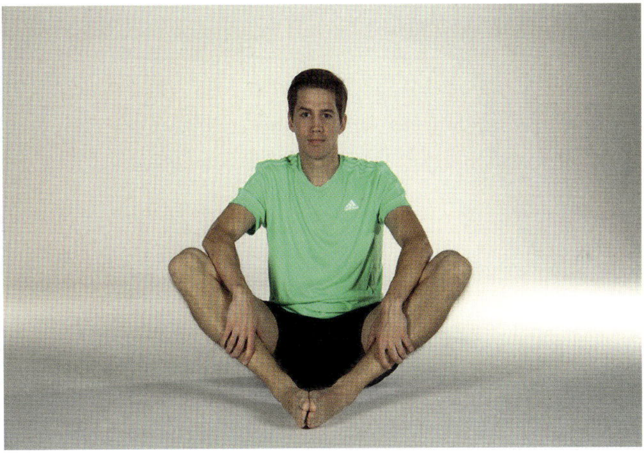

Übung 5: innere Oberschenkelmuskeln.

Isometrische Anspannung Versuchen Sie, gegen den Widerstand Ihrer Unterarme, beide Knie zusammenzudrücken. Wenn Sie es richtig machen, spüren Sie sehr deutlich den Zug, der bei dieser Übung auf die inneren Oberschenkelmuskeln entsteht. Wenden Sie aber auch diesmal nicht Ihre ganze Kraft auf. Es könnte sonst etwas schmerzhaft werden, und Schmerzen jeder Art sollten Sie, wie schon erwähnt, unbedingt vermeiden. Halten Sie die Anspannung etwa drei bis fünf Sekunden lang.

Tipp

Wenn Sie in der Ausgangsstellung und bei der Dehnung die Oberschenkel zu Boden drücken, tun Sie dies vorsichtig und nicht mit Gewalt. Sie könnten sonst empfindliche Fasern überdehnen.

Dehnung Drücken Sie die Oberschenkel mit den Unterarmen noch etwas mehr zum Boden – und diesmal leisten Sie mit den Beinen keinen Widerstand. Die Dehnung dauert wie üblich acht bis zehn, die abschließende Dehnung 20 Sekunden. Die Übung sollte drei bis fünf Mal wiederholt werden.

Übung 6: Gesäßmuskeln

Ausgangsstellung Strecken Sie sich in Seitenlage auf dem Boden aus, wie in Übung 4 beschrieben: Ihre untere Hand stützt den Kopf ab. Heben Sie dann das obere Bein wieder an, diesmal gerade nach oben. „Stabilisieren" Sie auch diesmal Ihre Lage, indem Sie das bodenwärts gelegene Bein abwinkeln. Wenn Ihnen diese Stellung immer noch zu wackelig sein sollte, können Sie sich zusätzlich mit der freien Hand auf dem Boden abstützen.

Isometrische Anspannung Halten Sie das obere Bein drei bis fünf Sekunden in der seitlich abgestreckten Position. Das Bein sollte dabei locker durchgestreckt sein.

Dehnung Um die Dehnung auszuführen, drehen Sie sich zunächst auf den Rücken. Liegen Sie mit locker ausgestreckten Beinen. Dann winkeln Sie das Bein an, mit dem Sie eben geübt haben. Umfassen Sie es mit der gegenseitigen Hand am Knie. Ziehen Sie das Bein über das andere Bein zur Gegenseite (▶ Foto). Versuchen Sie, genau dort Ihre Gesäßmuskeln zu dehnen, wo sie vorher die Anspannung gespürt haben. Spielen Sie ruhig erst einmal damit, das Knie etwas mehr oder weniger kopfwärts zu ziehen. Dehnen Sie acht bis zehn, am Schluss 20 Sekunden lang.

Tipp

Bei der isometrischen Anspannung dieser Übung dient die Schwerkraft als Widerstand, sie übt den „Zug" aus. Je höher Sie das Bein heben, desto stärker ist die Wirkung. Aber auch hier sollten Sie die Anspannung nicht übertreiben.

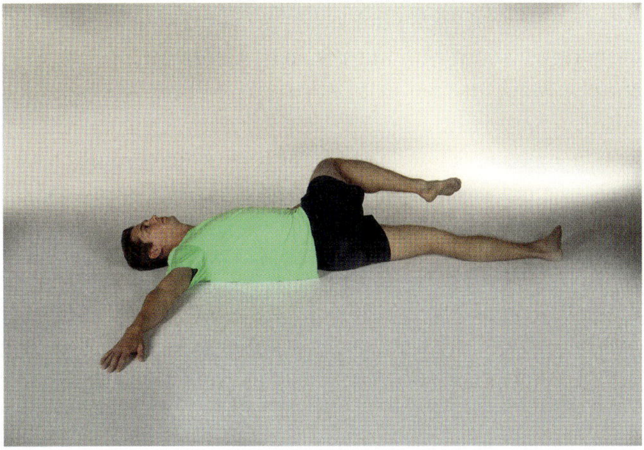

Übung 6: Gesäßmuskeln.

Wiederholen Sie die Übung drei bis fünf Mal. Dann ist das zweite Bein an der Reihe.

Übung 7: seitliche Rumpf- und Bauchmuskeln

Ausgangsstellung Auch diese Übung beginnt in Rückenlage. Allerdings sind beide Beine in einem Winkel von etwa 90 Grad gebeugt, die Füße stehen auf dem Boden. Die Arme liegen parallel neben dem Körper. Heben Sie nun beide Arme in gestreckter Haltung etwas vom Boden an.

Isometrische Anspannung Heben Sie drei bis fünf Sekunden lang den oberen Rumpf etwas vom Boden ab und drehen Sie ihn gleichzeitig leicht auf eine Seite (▶ Foto auf der nächsten Seite). Die gestreckten Arme helfen Ihnen beim Ziehen. Auch hier gibt die Schwerkraft den nötigen Widerstand für die Anspannung. Achten Sie darauf, locker weiterzuatmen, auch während Sie die Bauchmuskeln anspannen.

Dehnung Legen Sie Oberkörper und Arme wieder entspannt auf den Boden. Beugen Sie nun beide Beine in den Knien und legen Sie sie zusammen auf der Körperseite ab, zu der Sie sich eben nicht geneigt haben. Liegen Sie so acht bis zehn Sekunden lang.

Tipp

Achten Sie unbedingt darauf, dass die untere Wirbelsäule während der gesamten Übung fest auf dem Boden aufliegt. Drücken Sie notfalls Ihren Rücken bewusst nach unten. Sonst kann Ihnen diese Übung „ins Kreuz schießen".

Wiederholen Sie die isometrische Anspannung und die Dehnung drei bis fünf Mal. Für die letzte Dehnung (20 Sekunden) legen Sie sich auf den Bauch, heben Ihren Oberkörper vorsichtig an und stützen sich mit den Händen vorne ab. Bitte nehmen Sie diese „Sphinx-Stellung" nicht ein, wenn Sie Probleme mit der unteren Wirbelsäule haben. Dehnen Sie in diesem Fall nur wie oben beschrieben. Und denken Sie auch an die andere Körperseite!

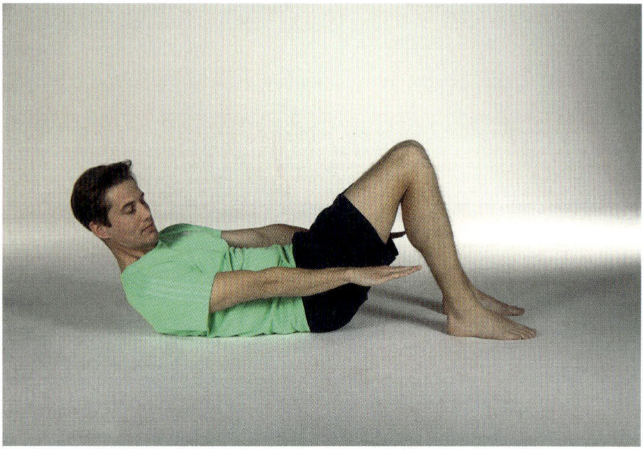

Übung 7: seitliche Rumpf- und Bauchmuskeln.

Übung 8: untere Rückenmuskeln

Ausgangsstellung Die Übung beginnt in Bauchlage. Legen Sie sich eventuell ein kleines Kissen unter den Bauch. Den Kopf lassen Sie auf den verschränkten Händen ruhen, damit Sie die Nackenmuskeln entspannen können. Pressen Sie jetzt die Gesäßbacken kräftig zusammen und ziehen Sie die Zehenspitzen in Richtung Knie.

Isometrische Anspannung Heben sie drei bis fünf Sekunden lang den oberen Rumpf etwas vom Boden ab und versuchen Sie, beide Beine gleichzeitig gestreckt, aber nur ein paar Zentimeter vom Boden abzuheben (▶ Foto). Achten Sie dabei darauf, dass sich Unterschenkel und Knie vom Boden „ent-

Tipp

Achten Sie darauf, dass Sie die Zehenspitzen wirklich vom Boden abheben.

fernen". Atmen Sie dabei ganz ruhig weiter und bleiben Sie in dieser Position drei bis fünf Sekunden lang. Als Gegenkraft für Ihre Muskeln genügt auch bei dieser Übung die Schwerkraft. Falls die Übung zu schwer sein sollte, genügt es auch, wenn Sie abwechselnd nur ein Bein anheben.

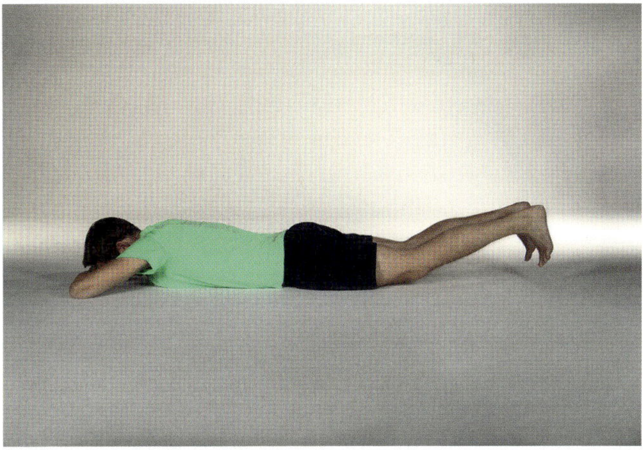

Übung 8: untere Rückenmuskeln.

Dehnung Gehen Sie in den Kniestand und setzen Sie sich dann aus dieser Haltung auf Ihre Fersen ab. Lassen Sie den Oberkörper nach vorn auf die Oberschenkel gleiten. Ihre Arme liegen locker entlang der Unterschenkel, der Kopf sinkt entspannt Richtung Boden. Fühlen Sie den Zug auf den unteren Rücken? Ich finde, bei dieser Übung spürt man die Dehnung ganz besonders gut. Lassen Sie sich für die Dehnung wieder etwa acht bis zehn Sekunden lang Zeit.

Wiederholen Sie dann die ganze Übung drei bis fünf Mal und behalten Sie die letzte Dehnung 20 Sekunden lang bei. Diese Stellung nennen wir „Katzenbuckel"-Stellung.

Tipp

Wenn Sie Probleme im Bereich der Kiefer haben, sollten Sie den Kopf in der Bauchlage auf eine Seite drehen. Wenn Sie keine Beschwerden haben, sollten Sie die beschriebene „Kinnstütze" vorziehen, weil die Seitenlage des Kopfes nicht gut für die Nackenwirbel ist.

Übung 9: mittlere und obere Rückenmuskeln

Ausgangsstellung Auch diese Übung beginnt in Bauchlage. Die Arme liegen seitlich neben dem Körper, den Kopf stützen Sie mit dem Kinn auf dem Boden auf.

Isometrische Anspannung Heben Sie die gestreckten Arme an. Führen Sie sie langsam parallel zum Boden seitlich am Körper vorbei und vorn über den Kopf hinaus (▶ Foto). Ohne dort abzusetzen, führen Sie Ihre Arme gleich wieder den ganzen Weg zurück zu den Beinen. Legen Sie Ihre Arme dann neben dem Körper ab und verschnaufen Sie ganz kurz. Für den Hin- und Rückweg sollten Sie sich etwa drei bis fünf Sekunden lang Zeit nehmen. Zählen Sie dabei nicht zu schnell, auch wenn es anstrengend ist.

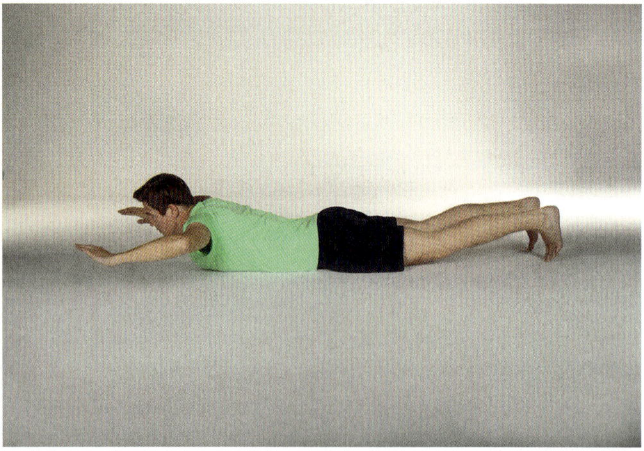

Übung 9: mittlere und obere Rückenmuskeln.

Dehnung Nehmen Sie wieder die „Katzenbuckel"-Stellung ein wie bei der Dehnung der vorangegangenen Übung: Stellen Sie sich in den „Vierfüßlerstand" auf die Handflächen und die Schienbeine, halten Sie den Rücken waagrecht und den Kopf leicht nach oben geneigt. Setzen Sie sich nun auf die Fersen und lassen Sie den Oberkörper nach vorn sinken. Ihr Bauch ruht auf den Oberschenkeln, Ihre Arme neben den Unterschenkeln. Bleiben Sie auch diesmal rund acht bis zehn Sekunden in dieser Stellung, beziehungsweise 20 Sekunden lang beim letzten Mal. Üben Sie wieder ungefähr drei bis fünf Mal.

Übung 10: Finger- und Handbeuger

Ausgangsstellung Schließen Sie die Finger der einen Hand quer um die der anderen. Beugen Sie Finger und Handrücken der ersten Hand nach hinten in Richtung Ellenbogen.

Isometrische Anspannung Versuchen Sie, die Finger der einen Hand gegen den Widerstand der anderen vom Ellenbogen „wegzudrücken" (▶ Foto).

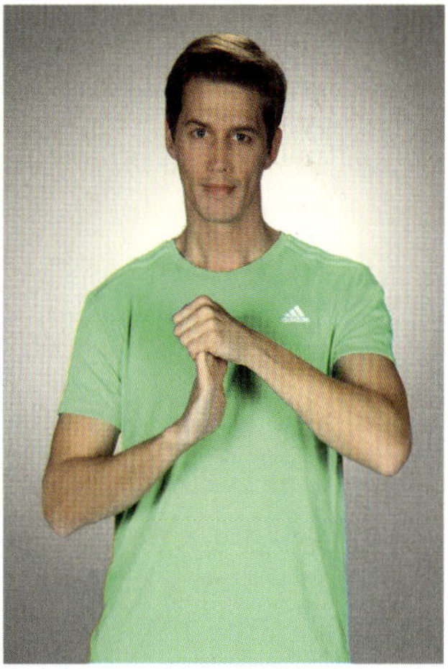

Übung 10: Finger- und Handbeuger.

Dehnung Lassen Sie nun wieder locker und dehnen Sie Ihre Hand noch ein kleines Stück weiter in Richtung Ellenbogen.

Übung 11: Brustmuskeln

Ausgangsstellung Legen Sie etwa fünf bis zehn Zentimeter vor der Brust die Handflächen aufeinander. Die Fingerspitzen weisen zur Zimmerdecke.

Tipp

Sie können die Übungen 10 und 11 im Sitzen oder im Stehen durchführen, wie es für Sie am angenehmsten ist. Halten Sie die Anspannung jeweils drei bis fünf, die Dehnung acht bis zehn Sekunden und die abschließende Dehnung 20 Sekunden lang. Wiederholen Sie jede Übung drei bis fünf Mal.

Isometrische Anspannung Drücken Sie die Handflächen fest gegeneinander (▶ Foto).

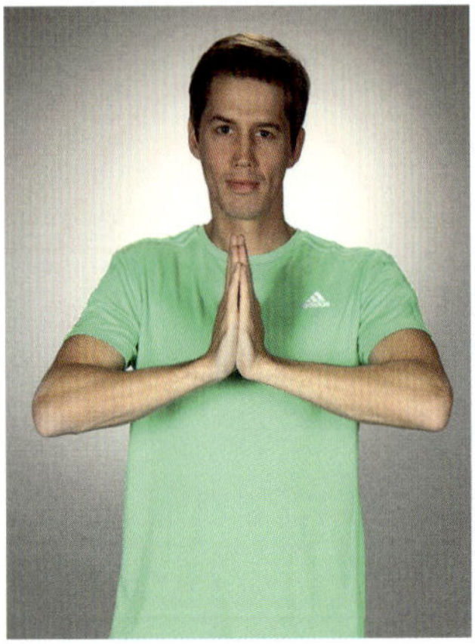

Übung 11: Brustmuskeln.

Dehnung Halten Sie beide Arme angewinkelt links und rechts neben Ihren Schultern, Handflächen nach vorne. Stützen Sie diese links und rechts am Türrahmen ab und drücken Sie ihren Rumpf nach vorne.

Tipp

Halten Sie bei der Dehnung den gestreckten Arm nicht ganz parallel zum Boden. Er sollte leicht schräg nach unten weisen. Wenn Sie leicht die Schräge verändern, können Sie spüren, wann genau die Muskeln gedehnt werden, die Sie vorher angespannt haben.

Übung 12: seitliche und hintere Schultermuskeln

Ausgangsstellung Legen Sie sich bei dieser Übung auf den Rücken und stellen Sie die Knie hoch. Die Füße stehen dabei fest auf dem Boden. Ihre Arme spreizen Sie nun seitlich etwa 90 Grad vom Körper weg. Die Arme winkeln Sie im Ellenbogengelenk an, sodass die beiden Unterarme beziehungsweise Hände und Fingerspitzen zur Zimmerdecke zeigen (▶ Foto).

Isometrische Anspannung Drücken Sie nun Ihre beiden Ellenbogen in Richtung Boden, so stark, bis Sie ein Anspannungsgefühl der Muskeln zwischen den Schulterblättern spüren. Achten Sie bei der isometrischen Anspannung besonders darauf, nicht gleichzeitig die Muskeln im Hals-Nackenbereich und in der Bauchgegend zu aktivieren. Versuchen Sie vielmehr, locker zu bleiben und tatsächlich nur die seitliche und hintere Schultermuskulatur einzusetzen.

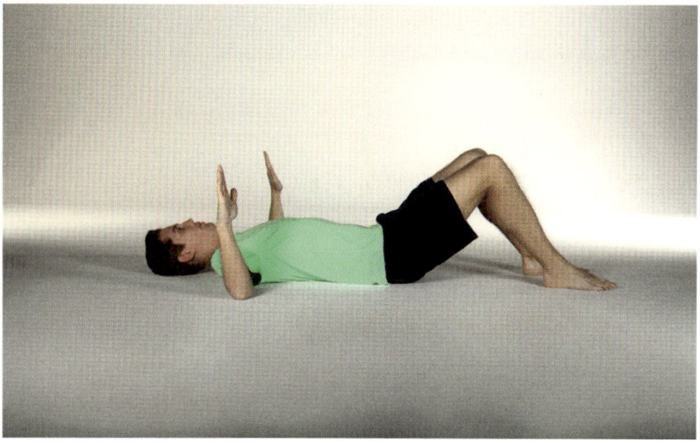

Übung 12: seitliche und hintere Schultermuskeln.

Dehnung Zur Dehnung setzen Sie sich auf und strecken die Beine gerade nach vorn aus. Halten Sie einen Arm locker nach vorne gestreckt, etwa parallel zum Boden. Umfassen Sie dann den Oberarm mit Ihrer gegenüberliegenden Hand von außen. Ziehen Sie nun den Arm quer über die Brust zur Gegenseite des Körpers. Tun Sie dies für acht bis zehn Sekunden, abschließend für 20 Sekunden. Wiederholen Sie die Übung drei bis fünf Mal. Anschließend trainieren Sie mit dem anderen Arm.

Übung 13: obere Schultermuskeln

Ausgangsstellung Auch diese Übung können Sie im Sitzen oder auch im Stehen durchführen. Halten Sie den Rücken gerade, der Kopf sieht nach vorn. Greifen Sie nun mit einer Hand von schräg oben hinter den Kopf herum zum Ohr der Gegenseite. Legen Sie die Finger fest auf den Knochen direkt hinter dem Ohr. Der Kopf neigt sich dabei leicht in Richtung des Arms der oberen Hand. Legen Sie die andere Handfläche quer auf den Nacken (▶ Foto auf der nächsten Seite). Sie dient bei der Übung als Stütze für die Nackenwirbel. Schließen Sie deshalb die Finger ruhig etwas fester um den Nacken, der sich bei der Übung nicht bewegen soll. Sie sollten mit dieser Hand deshalb bei der isometrischen Anspannung etwas gegen die Zugrichtung halten.

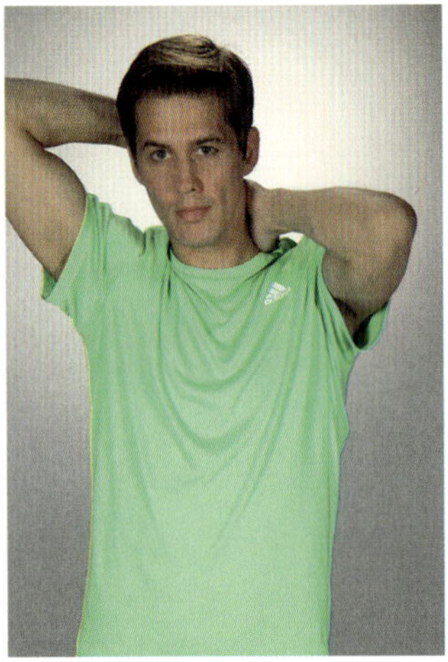

Übung 13: obere Schultermuskeln.

Tipp

Sollten Sie bei dieser Übung Schwierigkeiten mit dem Gleichgewicht haben, machen Sie sie besser im Sitzen. Denn Sie müssen den Kopf beugen und können sich im Sitzen besser auf die Bewegung konzentrieren, weil Sie nicht noch auf das Gleichgewicht achten müssen.

Isometrische Anspannung Drücken Sie nun den Kopf schräg nach hinten in Richtung der Hand hinter dem Ohr. Diese hält mit Kraft dagegen. Spannen Sie auf diese Weise den oberen Schultermuskel drei bis fünf Sekunden lang an.

Dehnung Die Hand hinter dem Kopf zieht diesen acht bis zehn Sekunden lang schräg nach vorne in die entgegengesetzte Richtung. Die „Stützhand" im Nacken können Sie hierbei etwas lockerer halten. Bitte achten Sie bei dieser Übung ganz besonders darauf, vorsichtig zu dehnen, damit nicht die empfindlichen Muskelfasern oder die Nackenwirbel verletzt werden. Und nicht vergessen: alles noch drei bis fünf Mal ausführen. Zum Schluss 20 Sekunden dehnen, danach ist die andere Seite dran.

Übung 14: Kopfwendemuskel

Ausgangsstellung Drehen Sie den Kopf im Sitzen oder Stehen nach links. Ihre Augen blicken ebenfalls nach links. Stützen Sie die rechte Hand am rechten Ohr ab. Mit der linken Hand greifen Sie hinter den Kopf und halten sich am Nacken fest (► Foto).

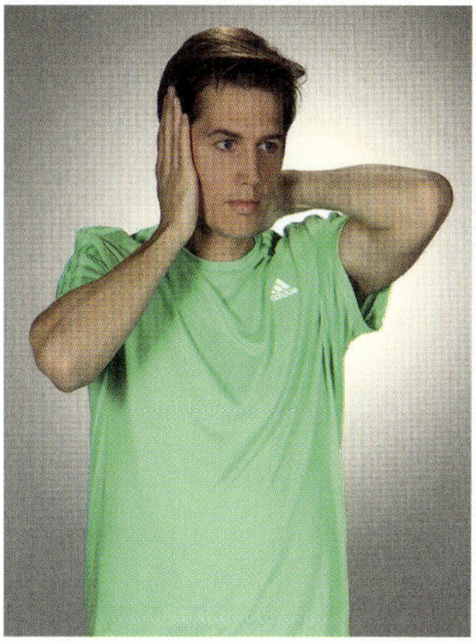

Übung 14: Kopfwendemuskel.

Isometrische Anspannung Schauen Sie nun drei bis fünf Sekunden lang mit den Augen scharf nach rechts und drücken Sie mit der Stützhand gegen den entstehenden Zug.

Dehnung Drehen Sie den Kopf noch etwas weiter nach links und schauen Sie mit den Augen ebenfalls in diese Richtung. Halten Sie die Dehnung acht bis zehn, die letzte 20 Sekunden. Wiederholen Sie die Übung drei bis fünf Mal und machen Sie die Übung anschließend auch zur rechten Seite hin.

Übung 15: Kaumuskeln

Ausgangsstellung Stehen Sie locker mit leicht gebeugten Knien oder setzen Sie sich auf einen Hocker. Öffnen Sie Ihren Mund weit. Stützen Sie jeweils Zeige- und Mittelfinger Ihrer beiden Hände auf den Vorderzähnen des Unterkiefers ab (▶ Foto auf der nächsten Seite).

Isometrische Anspannung Versuchen Sie ungefähr drei bis fünf Sekunden lang, den Kiefer gegen den Widerstand Ihrer Finger zu schließen.

Tipp

Der Zug bei der Anspannung in dieser Übung entsteht allein durch die Bewegung der Augen. Bereits ein „Hinschauen" versetzt den Kopfwendemuskel in Aktion.

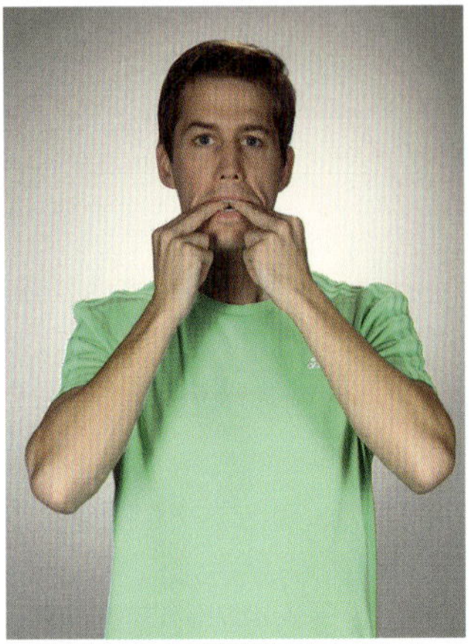

Übung 15: Kaumuskeln.

Dehnung Ziehen Sie den Unterkiefer mit den Fingern acht bis zehn, zuletzt 20 Sekunden lang noch etwas weiter abwärts. Wiederholen Sie auch diese letzte Meridiangymnastik-Übung drei bis fünf Mal.

Zum guten Abschluss

Ein chinesischer Qigong-Meister soll einmal gesagt haben: *Selbst wenn die Erde sich auftut, eine Abschluss-Übung muss sein.*

Sie haben es sicher schon bemerkt: Bei den Körpertechniken der TCM gibt es immer einen besonderen Abschluss. Wie ich bereits erwähnt habe, empfehle ich nach der Meridiangymnastik noch die Qigong-Übung (▶ Seite 130–135) und die Fitnessmassage (▶ Seite 105–108). Sie können aber auch die Qigong-Übung weglassen und gleich zur Fitnessmassage übergehen.

In jedem Fall sollten Sie aber immer einen richtigen Abschluss einplanen. So können Sie die Wirkung der vorangegangenen Übungen nicht nur bestmöglich erhalten, sondern sogar noch steigern.

Ich hoffe sehr, dass Sie in diesem und dem Kapiteln davor eine oder mehrere Körpertechniken der TCM gefunden haben, die Ihnen persönlich zusagen. Ich habe ganz bewusst die verschiedenen Angebote der Chinesischen Medizin ausgeschöpft – soweit es im Rahmen dieses Buches möglich war.

Nun wünsche ich Ihnen viel Spaß beim Üben!

6 Wohlfühlen und gesund bleiben mit der Fünf-Elemente-Ernährung

Claudia Nichterl

Kochen nach den fünf Elementen ist die praktische Umsetzung der Ernährungslehre der Traditionellen Chinesischen Medizin für die westliche Küche. Immer mehr Menschen entdecken die Weisheit dieser Lehre und nutzen sie zur Stärkung des Körpers.

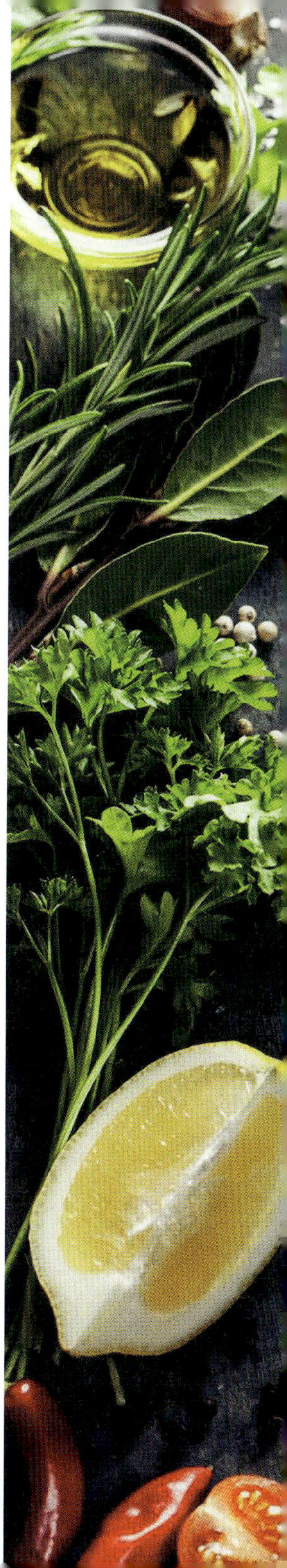

Ernährung als Therapie

Warum tun uns bestimmte Speisen gut, während sie einem anderen schwer im Magen liegen? Ganz einfach, weil jeder Mensch eine individuelle Konstitution hat und die tägliche Nahrung unterschiedliche Auswirkungen auf das alltägliche Wohlbefinden hat. Einer friert mehr, dem anderen ist es schnell zu warm. Gutes Essen sorgt durch eine ausgewogene Zusammenstellung der Lebensmittel für einen ausgeglichenen Energiefluss im Körper. Ist das energetische Gleichgewicht gestört (chronische Müdigkeit, ausgeprägtes Kälteempfinden, Verdauungsstörungen), kann eine angepasste Ernährung unterstützend wirken. Nach den Prinzipien der Fünf-Elemente-Ernährung hat jedes Lebensmittel eine bestimmte Energetik, das heißt eine bestimmte Temperatur – heiß, warm, neutral, erfrischend oder kalt –, einen bestimmten Geschmack – sauer, bitter, süß, scharf oder salzig – und eine bestimmte Wirkrichtung – nach innen, unten, oben, außen oder verteilend. Ihr Energiecharakter macht die Lebensmittel zu Heilmitteln. Richtig eingesetzt, bringen wir unseren Körper durch die Nahrung wieder in Balance. Die praktische Umsetzung ist recht einfach. Wenn Ihnen kalt ist, sollten Sie mehr Erwärmendes essen. Wenn Sie Verdauungsstörungen haben, ist es wichtig, auf die Bekömmlichkeit zu achten.

Der Mund ist das Tor zur Gesundheit. Jeden Tag aufs Neue. (Chinesisches Sprichwort)

In der TCM ist der Übergang zwischen Arzneimittel und Nahrungsmittel fließend. Über die Ernährung können einzelne Elemente – und damit bestimmte Organe – gestärkt oder entlastet werden. Lebensmittel werden nach dem *Yin-Yang*-Prinzip, ihrem Geschmack (salzig, sauer, bitter, süß, scharf) und ihrer Thermik (heiß, warm, neutral, erfrischend, kalt) unterschieden. Die Zubereitungsform und Auswahl von Lebensmitteln mit bestimmtem Geschmack und/oder thermischer Wirkung helfen, *Yin* und *Yang* ins Gleichgewicht zu bringen. Idealerweise werden diese Prinzipien bereits vorbeugend angewendet. Kochen im Jahresverlauf ist hier der wichtigste Grundsatz.

Nach den Fünf Elementen kochen bedeutet, im Einklang mit den Jahreszeiten leben. Die Fünf Elemente – Holz, Feuer, Metall, Wasser und Erde – repräsentieren die unterschiedlichen klimatischen und jahreszeitlichen Einflüsse (▶ Tabelle 5 auf Seite 32). Das energetische Denkmodell der Fünf-Elemente-Ernährung fragt nicht nach Kalorien und dem Anteil an Fett, Kohlenhydraten oder Eiweiß in einer Speise. Einzig die Wirkung einer Speise interessiert: Wie fühle ich mich nach dem Essen? Warm und gestärkt? Müde oder schlapp? Bin ich ausreichend gesättigt und zufrieden? Das Ziel besteht darin, dem Körper Lebensenergie (*Qi*) zuzuführen und uns so bei den Anforderungen des Alltags zu unterstützen. Eine an die Jahreszeit angepasste Auswahl von Zutaten und eine entsprechende Zubereitungsart fördern Wohlbefinden und Gesundheit.

Auf den folgenden Seiten erfahren Sie die wichtigsten Grundlagen der chinesischen Ernährungslehre. Was und wie viel Sie essen sollten, und wie Sie die Speisen richtig zubereiten. Sie erfahren, welche Nahrungsmittel nach chinesischer Vorstellung für die jeweilige Jahreszeit am geeignetsten sind, und erhalten eine Auswahl von drei Rezepten für jede Jahreszeit.

Im Anschluss daran finden Sie eine Anleitung, wie Sie sich selbst eine einfache chinesische Diagnose bei einigen Alltagsbeschwerden stellen können. Außerdem erhalten Sie Tipps für Ihre persönliche individuell angepasste Ernährung.

Auf den Körper hören

Info

Halten Sie öfters ein kleines Zwiegespräch mit Ihrem Körper und hören Sie auf seine Botschaften und Bedürfnisse. Hier ein paar Beispiele für die Sprache des Körpers:

- Schmerzen können bei Energiestau auftreten.
- Kältegefühle, Müdigkeit und Erschöpfung entstehen durch Energiemangel.
- Übermäßiges Hitzegefühl ist ein Zeichen von Energieüberschuss.
- Flüssigkeitseinlagerungen (zum Beispiel schwere Beine) können durch *Qi*-Stauung verursacht sein.

Thermische Wirkung

In der Fünf-Elemente-Küche werden Lebensmittel ihrer thermischen Wirkweise zugeordnet. Je nachdem, wie viel *Yin* oder *Yang* die Zutaten enthalten, gibt die thermische Wirkung Auskunft darüber, wie sich die Lebensmittel im Körper verhalten: heiß, warm, neutral, erfrischend oder kalt. Heiße und kalte Lebensmittel sollten nur in kleinen Mengen gegessen werden oder als Ausgleich zur heißen bzw. kalten Jahreszeit verwendet werden. Kalt sind zum Beispiel Melonen, Gurken oder Tomaten, ideale Zutaten im Hochsommer, um den Körper zu kühlen. Heiß sind zum Beispiel Chili, Glühwein oder Knoblauch, Zutaten, die im kalten Winter gut geeignet sind, um uns zu erwärmen. Über das Jahr gesehen, sollte ein Großteil unserer Ernährung aus wärmenden, neutralen und erfrischenden Zutaten zusammengesetzt sein. Je nach Witterung und Jahreszeit bzw. persönlichem Befinden können einzelne Schwerpunkte auf erfrischend oder wärmend gelegt werden.

Tabelle 21 Übersicht über die thermische Wirkung von Lebensmitteln

Thermische Wirkung	Verhalten im Körper
Heiß	Vertreibt Kälte aus dem Körper, erwärmt den Körper Vermeiden bei Bluthochdruck und übermäßigem Schwitzen
Warm	Erwärmt den Körper, dynamisiert und unterstützt das *Qi*
Neutral	Harmonisiert, baut Energie (*Qi*) auf
Erfrischend	Kühlt den Körper leicht ab, unterstützt den Aufbau der Körperflüssigkeiten (*Jinye*) (Blut, Lymphflüssigkeit, Gelenk- und Gehirnflüssigkeit, Tränenflüssigkeit)
Kalt	Vertreibt Hitze aus dem Körper, kühlt den Körper stark ab Vermeiden bei Kältegefühlen und Verdauungsstörungen

Hilfreich ist außerdem die bewusste Auswahl der Kochmethode. So wirken alle wässrigen Kochmethoden wie zum Beispiel Blanchieren, Dünsten, mit Flüssigkeit Kochen und das Würzen mit saftigen, grünen Kräutern auf den Körper „yinisierend“, das bedeutet erfrischend und den Aufbau der Körperflüssigkeiten unterstützend. Kochmethoden wie (An-)Rösten, Grillen, Braten und Würzen mit scharfen oder wärmenden Kräutern wirken „yangisierend“, das heißt, sie wärmen den Körper und geben Energie *(Qi)*.

Geschmack

Neben der thermischen Wirkung werden Lebensmittel auch nach ihrem Geschmack geordnet. Der Geschmack repräsentiert gleichsam ebenfalls eines der Fünf Elemente Holz, Feuer, Erde, Metall und Wasser, die für eine bestimmte Wirkung im Körper stehen. Auch in unseren Breiten ist der Zusammenhang von Geschmack und Gesundheit in Sprichworten wie „Sauer macht lustig“ oder „Was bitter dem Mund, ist dem Herzen gesund“ verewigt.

In China heißt es: *Sauer reist zur Leber, bitter reist zum Herzen, süß reist zur Milz, scharf reist zur Lunge, salzig reist zu den Nieren.*

Tabelle 22 Die Fünf Elemente und ihre Zuordnungen

Element	Geschmack	Organ	Jahreszeit
Holz	Sauer	Leber, Gallenblase	Frühling
Feuer	Bitter	Herz, Dünndarm	Sommer
Erde	Süß	Milz, Magen, Bauchspeicheldrüse	Erntezeit
Metall	Scharf	Lunge, Dickdarm	Herbst
Wasser	Salzig	Niere, Blase	Winter

Über den Internetlink www.verlag-systemische-medizin.de/lebensmitteltabelle und den nebenstehenden QR-Code können Sie eine Übersicht über die Zuordnung der wichtigsten Lebensmittel und ihrer thermischen Wirkung herunterladen.

Info

Lebensmittel und Geschmack

Geschmack ist eine sehr persönliche Sache, und so gibt es gelegentlich unterschiedliche Zuordnungen von Lebensmitteln zu den Geschmacksqualitäten. Huhn wird zum Beispiel bei manchen Autoren dem Metall-Element zugeordnet, in anderen Büchern (auch in diesem) wird es dem Holz-Element zugeordnet. Manche Lebensmittel weisen zwei oder drei Geschmacksqualitäten zugleich auf wie zum Beispiel Erdbeeren, die oft süß und zugleich auch etwas säuerlich schmecken. Sie können dann sowohl im Holz- als auch im Erde-Element verwendet werden. Befragen Sie Ihre eigene Zunge, experimentieren Sie mit Geschmack und Kombination von Zutaten!

Das Beste ist gerade gut genug!

Ein altes chinesisches Sprichwort sagt: *Das Essen ist für das Volk der Himmel.* Egal ob wohlhabend oder nicht, in China legt man immer Wert auf eine gesunde und genussvolle Mahlzeit, die man idealerweise in entspannter Gemeinschaft genießt. Nahrung soll Freude und Genuss für Körper, Seele und Geist spenden.

Nur frische Zutaten

Neben der ästhetischen Gestaltung der Speisen – Sie kennen sicher die aufwendig geschnitzten Figuren aus Obst und Gemüse –, spielt die Auswahl der Zutaten eine besondere Rolle. Nicht nur die Komposition der Fünf Elemente, sondern auch die Frische der Zutaten ist wichtig. Nur frische Zutaten besitzen *Qi* (Nahrungs-*Qi*) und somit Lebensenergie. Das *Qi* in den Lebensmitteln wird von Klima, Anbau, Farbe und Form sowie einigen anderen Faktoren bestimmt. Es wird durch die Nahrungsaufnahme übertragen und wirkt dann auf das *Qi* des Menschen ein. Gönnen Sie sich also nur das Beste und achten Sie auf Qualität bei der Auswahl der Zutaten. Bevorzugen Sie frische und naturbelassene Lebensmittel – wenn möglich aus biologischer Produktion.

Neben der Qualität der Rohstoffe sind auch Genuss und Regelmäßigkeit wichtig für eine gesunde Ernährung. Im hektischen Alltag sollten wir Zeit für unsere Mahlzeiten einplanen. Regelmäßige Nahrungsaufnahme ist eigentlich ein Privileg, das leider noch immer nicht alle Menschen auf dieser Welt besitzen. Genießen Sie Ihr Essen, spüren Sie die unterschiedlichen Geschmackserlebnisse und achten Sie bei der Nahrungsmenge auf Ihren Körper. Bei guter Qualität ist meist weniger ausreichend, sodass wir Übergewicht vorbeugen können. Ständiger Hunger und übermäßige Süßgelüste sind ein Zeichen mangelnder Nahrungsqualität und unausgewogener Zusammensetzung der Speisen.

Kraftquelle Küche

Keine Zeit zum Kochen – kommt das auch bei Ihnen vor? Sich keine Zeit zum Kochen zu nehmen, bedeutet häufig auch, keine Zeit für sich zu haben. Dabei kann nicht nur das Essen selbst, sondern auch die Zubereitung der Nahrung eine wertvolle Kraftquelle darstellen. Nehmen Sie einmal bewusst wahr, wie sich die Oberfläche von Lebensmitteln anfühlt, erfreuen Sie sich an ihren abwechslungsreichen Farben und genießen Sie die unterschiedlichen Düfte von Gewürzen und Zutaten. Kochen wird so fast zu einer kleinen Meditation: Sie können Ihre Sinne sammeln, störende Gedanken ziehen lassen und zu sich und Ihrer Mitte finden. Und das Schönste daran: Ein köstliches Essen unterstützt Sie dann zusätzlich beim „Kraft tanken“.

Gebrauchsanweisung und Rezepte

Bevor Sie mit dem Kochen beginnen, hier einige Tipps und Erklärungen. Die Rezepte sind auf das saisonale und heimische Angebot an Zutaten ausgerichtet. Einleitend finden Sie Hintergrundinformationen, eine Auswahl an Zutaten sowie eine saisonale Heilpflanze.

Sollte eine angegebene Zutat einmal nicht zu besorgen sein oder nicht Ihrem Geschmack entsprechen, können Sie diese einfach austauschen.

Frühling – die Sinne erwachen

Nach dem langen Winter können wir ihn kaum erwarten: den Frühling. Ab Mitte Februar befinden wir uns im Zyklus der Fünf Elemente in der Zeit des Holzes (▶ Tabelle 5 auf Seite 32). Das Element Holz wird auch dem Neubeginn und der Kindheit zugeordnet und ist durch Lebendigkeit und schnelles Wachstum charakterisiert. Im Frühjahr sollen wir die im Winter nach innen gerichtete Speicherenergie, die uns geschützt und gewärmt hat, wieder nach außen wenden und aktiv werden. Es vollzieht sich ein Wechsel vom weiblichen *Yin* zum männlichen *Yang*.

Das ist anstrengend für den Körper, und wenn die Energie nicht aufsteigen, nicht frei fließen kann, kommt es zu Blockaden. Die Folgeerscheinungen sind dann Verspannungen, (Frühjahrs-)Müdigkeit, Kopfschmerzen, Nasenneben- und Stirnhöhlenentzündungen, aber auch schlechte Laune und Hautunreinheiten.

Leichte, milde Speisen

Lassen Sie es also langsam angehen und unterstützen Sie Ihren Körper mit leichter, milder Ernährung. Vitamin- und mineralstoffreiche Kost mit viel Gemüse, fettarm zubereitet, stärkt das *Yin*, unterstützt die Leber bei ihrer Entgiftungsfunktion und hilft beim Aufbau von Blut und Körperflüssigkeiten. Hilfreich ist, auf Alkohol und Süßigkeiten zu verzichten. So lässt sich der anstrengende Wechsel leichter verkraften, und Ihr Körper wird es Ihnen danken. Fasten, also völliger Nahrungsentzug, wird in der TCM kritisch gesehen, weil es dem Körper weiter Energie entzieht, anstatt ihn zu stärken. Gefastet wird in Asien vorwiegend aus spirituellen Gründen. Eine gute Unterstützung für den Stoffwechsel ist eine Trinkkur mit heißem Wasser. Kochen Sie dazu Wasser

10 bis 15 Minuten lang im offenen Topf. Füllen Sie dieses „süß gekochte“ Wasser in eine Thermoskanne und trinken Sie es über den Tag verteilt in kleinen Schlucken. Diese Trinkkur wirkt ausleitend, reduziert den Appetit und bringt ein wohlig angenehmes Gefühl in den Bauch.

Der beginnende Frühling ist auch eine gute Zeit, um wieder raus an die frische Luft zu gehen und „eingerostete“ Glieder zu bewegen. Eine lustvolle, prickelnde Energie macht sich breit, und wer sich über die Wintermonate richtig ausgeruht hat, spürt „die Hummeln im Hintern“. Es wurde genug geplant und vorbereitet – jetzt geht es raus in die Natur und in die Welt. Nutzen Sie in diesen Wochen die Zeichen der Natur und machen Sie es ihr nach: Erleben Sie einen neuen Frühling und blühen Sie auf!

Check

Nahrungsmittel für den Frühling

Brennnessel, Erdbeeren, Feldsalat, Frühlingskräuter (Bärlauch, Gänseblümchen, Löwenzahn, Veilchen, Vogelmiere), Giersch, Kresse, Mangold, Petersilie, Radieschen, Rhabarber, Rucola, Sellerie, Spargel, Spinat, Sprossen und Keimlinge, Stangensellerie.

Gegen Frühjahrsmüdigkeit und „Winterspeck“ helfen nach der Theorie der TCM einige Tage Getreidekur. Damit wird der Körper entlastet, sodass Sie sich gleich viel wohler fühlen.

Getreidekur

- Dauer der Kur: mindestens drei, maximal zwölf Tage.
- Entscheiden Sie sich für eine Reis- oder Getreidesorte (zum Beispiel Gerste, Basmati, Hirse, Buchweizen) und essen Sie davon täglich ca. 150 g (Trockengewicht), aufgeteilt auf drei bis vier Mahlzeiten, ergänzt mit gedünstetem Gemüse (so viel Sie möchten) oder Obst (maximal 500 g). Das Getreide können Sie für ein bis zwei Tage vorkochen, Gemüse oder Obst sollte immer frisch zubereitet werden.

- Ergänzen Sie die Speisen mit hochwertigen Ölen (zum Beispiel Leinöl, Olivenöl, Sesamöl, Kürbiskernöl), Sonnenblumenkernen, Kürbiskernen oder Sesamsamen.
- Bei Hungergefühl: Bohnen, Linsen oder Tofu in den Speiseplan mit aufnehmen.
- Zum Süßen: Trockenfrüchte mitkochen oder etwas Honig dazugeben.
- Würzen: mit frischen Kräutern und Gewürzen, Kresse, Sprossen.
- Ausreichend trinken: zum Beispiel heißes Wasser, Kräutertees (Brennnessel, Zinnkraut, Schafgarbe, Melisse, Mariendistel oder eine Mischung aus Himbeer- und Brombeerblättern). Wenn Sie zu Kältegefühlen neigen: Kümmel-, Anis- oder Fencheltee.
- Verzichten Sie während der Kur auf folgende Lebensmittel: Zucker, Milchprodukte, Alkohol, Kaffee, tierisches Eiweiß, Rohkost, Brot und Gebäck, Kartoffeln.

Heilpflanze im Frühling: Brennnessel

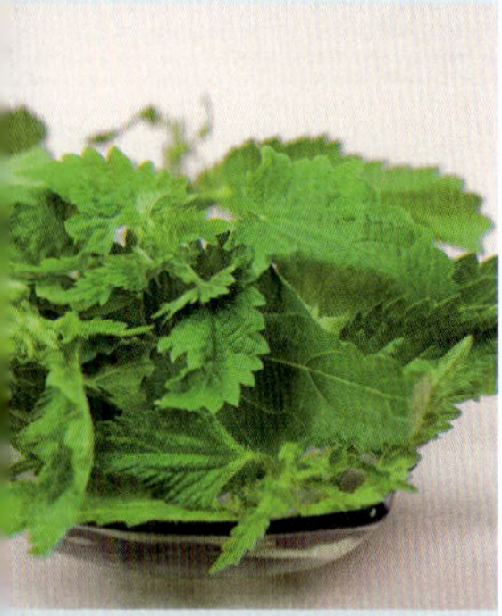

Die Brennnessel ist reich an Vitalstoffen.

Die große Brennnessel *(Urtica dioica)* gilt als Königin unter den Heilpflanzen. Im Frühjahr profitieren wir besonders von ihrer Heilkraft. Die als Unkraut verpönte Pflanze, als Tee genossen, stärkt und reinigt. Brennnesseln enthalten viel Vitamin C, Eisen, Kalium, Magnesium und Kieselsäure – diese Vitamine und Nährstoffe haben eine harntreibende, blutreinigende und aufbauende Wirkung.

Info

Brennnesseltee

Ein bis zwei TL getrocknete oder frische Brennnessel-Blätter mit 250 ml Wasser aufkochen, 10 Minuten ziehen lassen, abseihen und am besten morgens trinken. Sie können täglich bis zu einen Liter Tee für die Dauer von maximal 6 Wochen trinken.

Bitte Vorsicht bei zu hohem Blutdruck! Alternativ können Sie auch dreimal täglich einen Esslöffel Brennnesselsaft aus dem Reformhaus einnehmen.

Grießbrei mit Beeren

Für zwei Personen

300 ml (Soja-/Reis-) Milch
2 TL Honig
2 TL Butter
etwas geriebenen Ingwer und/oder Kardamom
1 Prise Salz
30 g Grieß (Kamut-, Dinkel-, Weizengrieß)
200 g frische Beeren (z. B. Erdbeeren, Heidelbeeren, Himbeeren, Brombeeren)
einige Blätter Zitronenmelisse
Kakaopulver nach Geschmack

Milch in einem Topf erhitzen, Ingwer und/oder Kardamom, Salz und Grieß einrühren, einmal aufkochen und auf kleiner Flamme 7 bis 10 Minuten ausquellen lassen. Bei Bedarf noch etwas Flüssigkeit zugeben.

In der Zwischenzeit Beeren waschen und Zitronenmelisse fein hacken.

Grießbrei mit Kakaopulver und Honig abschmecken und in zwei Schüsseln anrichten. Je 1 TL Butter und die Beeren darauf verteilen. Mit Zitronenmelisse garniert servieren.

Küchentipp

Der Grießbrei schmeckt ebenso gut mit einem geriebenen Apfel und Zimt oder anderen saisonalen Obstsorten. Zum Verfeinern eignen sich geriebener Ingwer oder Kokosflocken.

Bunter Spargelsalat mit roten Linsen

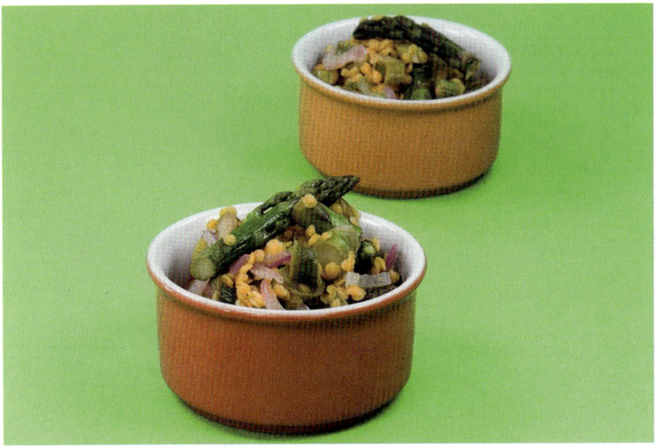

Für zwei Personen

100 g rote Linsen
1 Prise Salz
200 ml Wasser
500 g grüner Spargel
2 EL Rapsöl
1 rote Zwiebel
Pfeffer aus der Mühle
1 Bund Schnittlauch
2 EL Weinessig
1 TL Curcumapulver

Die Linsen waschen und mit 200 ml Wasser bei mittlerer Hitze zugedeckt zehn Minuten weich kochen. Bei Bedarf etwas Wasser nachgießen.

Den Spargel waschen, die Enden abschneiden und schräg in etwa 5 Zentimeter lange Stücke schneiden. Die Spargelstücke in Salzwasser 5 bis 10 Minuten bissfest garen.

Die Zwiebel schälen, halbieren und in feine Scheiben schneiden.

Den abgetropften Spargel und die Zwiebelringe mit den Linsen vermischen und kurz ziehen lassen.

Den Salat mit Essig, Curcumapulver, Rapsöl, Pfeffer und Salz gut vermischen. Schnittlauch in Röllchen schneiden und den Salat damit bestreuen.

Küchentipp

Wenn die Spargelsaison vorbei ist, schmeckt dieser Salat auch sehr gut mit kurz gedünsteten Stangensellerie- oder Zucchinischeiben.

„Grünes" Huhn mit Gemüsehirse

Für drei bis vier Personen

1 Tasse Hirse
4 EL Olivenöl
4 EL Pinienkerne oder Mandelstifte
200 g Spinat
200 g Mangold
4 Stangensellerie
2 Karotten
1 5 cm großes Stück Ingwer
½ Chilischote
1 TL Koriander, gemahlen
1 TL Kreuzkümmel, gemahlen
Pfeffer aus der Mühle
1 (Frühlings-)Zwiebel
1 Prise Salz
2 Tassen Wasser
evtl. etwas Wasser oder Gemüsebrühe zum Aufgießen
250 g Hühnerbrust
½ Zitrone
1 Bund Petersilie
1 TL Curcumapulver
1 EL Basilikum, getrocknet

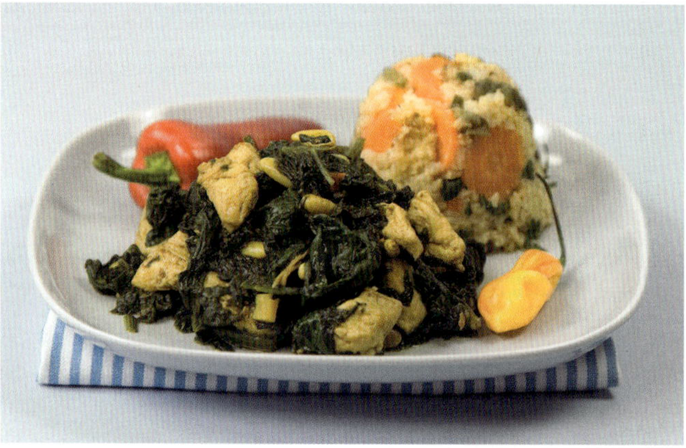

Hirse waschen und mit der doppelten Menge Wasser in einem Topf aufkochen. Zugedeckt auf kleiner Flamme 15 bis 20 Minuten weich kochen.

Zwei EL Olivenöl in einer großen Pfanne erhitzen. Hühnerbrust in kleine Würfel schneiden und im Öl knusprig anbraten. Pinienkerne oder Mandelstifte zugeben und ebenfalls mitbraten. Ingwer und Chilischote fein hacken und mit Koriander, Kreuzkümmel und Curcumapulver zum Hühnerfleisch geben. Gut durchrühren, mit Pfeffer und Salz abschmecken und für etwa 10 Minuten braten.

Mangold waschen, die Stiele in dünne Streifen schneiden und zum Huhn geben. Spinat waschen und von den groben Stielen befreien. Zum Schluss die Mangoldblätter in Streifen schneiden und mit dem Spinat zum Huhn geben. Alles gut durchrühren und bei Bedarf etwas Wasser oder Gemüsebrühe zugießen. Zwei bis drei Minuten braten und heiß servieren.

Für die Gemüsehirse Stangensellerie, Karotten und (Frühlings-)Zwiebel waschen, putzen und in Scheiben schneiden. Das restliche Olivenöl in einer großen Pfanne erhitzen. Zwiebel kurz anrösten und dann Stangensellerie und Karotten zugeben, kurz dünsten, mit Pfeffer und Salz abschmecken. Bei Bedarf etwas Wasser oder Gemüsebrühe zugießen, mit Basilikum würzen und kurz dünsten. Die Petersilie waschen, fein hacken und mit der gekochten Hirse unterheben.

Huhn mit Gemüsehirse anrichten.

Sommer – der Höhepunkt des Yang

Endlich ist er da: der Sommer. Und wie schnell das plötzlich ging. Es ist herrlich warm und wir erfreuen uns an den langen, hellen Sommertagen. Mehr braucht man nicht, um glücklich zu sein. In der TCM wird dem Sommer die Energieform *Yang* zugeordnet (▶ Tabelle 5 auf Seite 32). *Yang* steht für männlich, aber auch für Hitze, Offenheit, Tatendrang und Aktivität. Das zugeordnete Element ist das Feuer und die zugeordneten Organe sind Herz und Dünndarm.

Erfrischende, saftige Speisen

Durch erfrischende Nahrung wird die Hitze des Sommers ausgeglichen. Zusätzlich gilt es im Sommer darauf zu achten, dass die Körperflüssigkeiten (*Jinye*) bewahrt und der Körper vor Austrocknung geschützt wird. Ein Zeichen für einen Mangel an Körperflüssigkeiten sind Kreislaufprobleme, Schwindelgefühle, eingeschlafene Hände und/oder Füße, brennende Augen, aber auch Krämpfe und Müdigkeit. Wir können unsere Körperflüssigkeiten fast ausschließlich über unsere Nahrung aufbauen, vor allem durch gekochte Nahrung, die „suppig" und „saftig" zubereitet ist. Aus Suppen, Eintöpfen, Antipasti, Kompott oder Fruchtmus kann der Körper besser Säfte (und damit auch Blut) bilden, als aus Rohkost und trockenen Mahlzeiten (zum Beispiel Käsebrote). Eine ausreichende Wasserzufuhr unterstützt ebenfalls den Kreislauf.

Auch wenn es im Sommer eine Herausforderung ist: Achten Sie darauf, nicht zu viel rohe, kalte Mahlzeiten zu essen. Bei Hitze sind die kühlenden, erfrischenden Salate und Rohkost zwar verführerisch, aber die meisten von uns haben ein schwaches Milz-*Qi*, was bedeutet, dass wir zu wenig „Verdauungsfeuer" haben, um große Mengen Rohkost und kalte Mahlzeiten zu verdauen. Verdauungsstörungen (Völlegefühl, Reizdarmsymptome, Blähungen, Durchfall etc.) sind die Folge. Das lässt sich vermeiden, indem Sie auch im Sommer gekochte, gedämpfte oder blanchierte Zutaten bevorzugen. Beispiele dafür finden Sie in der mediterranen oder asiatischen Küche mit Antipasti, Fisch oder Huhn mit Gemüse, knackigen Wok-Gerichten oder Couscous-Gemüse-Salaten.

Check

Nahrungsmittel für den Sommer

Erbsen, Erdbeeren, Himbeeren, Heidelbeeren, Johannisbeeren, Karotten, (Früh-)Kartoffeln, Kirschen, Kohlrabi, frische Kräuter (Basilikum, Dill, Kerbel, Majoran, Melisse, Minze, Petersilie, Pfirsiche, Schnittlauch, Salbei), Spargel, Stachelbeeren, Thymian, Tomaten, Zucchini.

Vielfalt ist das Zauberwort der Natur im Sommer. Garten und Markt sind übervoll mit verschiedenstem Gemüse, Obst und Kräutern. Süße rote Früchte und saftige Fruchtgemüse geben den Ton an.

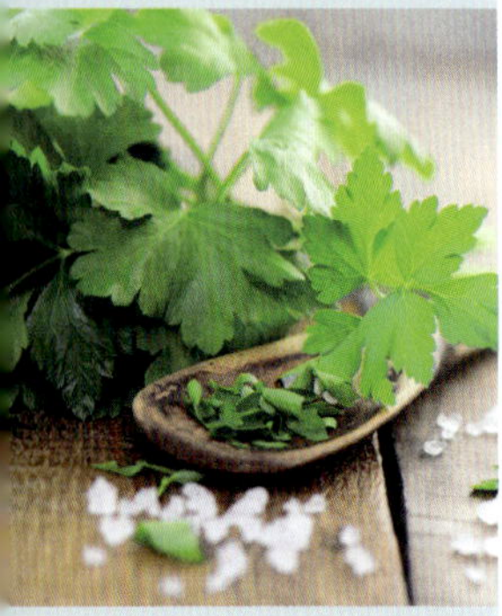

Die heilende Wirkung der Petersilie ist seit der Antike bekannt.

Heilpflanze im Sommer: Petersilie

Die Petersilie wurde bereits im antiken Griechenland und Rom aufgrund ihrer harntreibenden, verdauungs- und menstruationsfördernden Wirkung als Heilpflanze verwendet. In der TCM wird sie als Stärkungsmittel und für den

Aufbau von Blut und Körperflüssigkeiten eingesetzt. Genießen Sie im Sommer reichlich Petersilie – für Salate, Eintöpfe und Gemüsespeisen. Bei Gicht, Arthritis und Rheuma ist Petersilientee hilfreich, weil Petersilie für einen verbesserten Abtransport von Stoffwechselschlacken aus den entzündeten Gelenken sorgt.

Info

Petersilientee

Einen halben Bund Petersilie waschen und grob in Stücke schneiden. Einen halben Liter Wasser mit der Petersilie einmal kurz aufkochen und zugedeckt 5 bis 10 Minuten ziehen lassen. Den Tee abseihen und über den Tag verteilt trinken.

Vorsicht: Schwangere und Menschen mit Nierenentzündungen sollten Petersilie im Übermaß meiden.

Polenta-Sonne mit Kirschenkompott

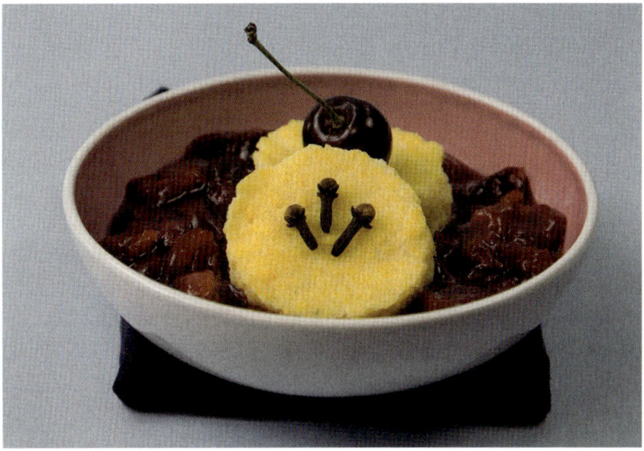

Für drei bis vier Personen

1 Tasse Polenta (Maisgrieß)
3 Tassen (Reis-)Milch
500 g süße Kirschen
1 Prise Zimt
1 EL Pfeilwurzelmehl/Kuzu
Honig nach Geschmack
1 TL Ingwer, gerieben
1 Prise Salz
100 ml Wasser
2 Gewürznelken
Saft und Schale einer Zitrone

Polenta in einem Topf mit der (Reis-)Milch verrühren und aufkochen. Mit Ingwer, Salz, der Hälfte des Zitronensafts und der Zitronenschale abschmecken und dann 10 bis 15 Minuten auf kleiner Flamme ausquellen lassen. Hin und wieder umrühren und bei Bedarf noch etwas (Reis-)Milch zugeben. Den Polentabrei auf ein mit Backpapier ausgelegtes Backblech streichen, auskühlen lassen und mit einem Ring kleine Kreise (Sonnen) ausstechen.

In der Zwischenzeit das Kirschenkompott zubereiten. Kirschen waschen und entkernen. Wasser mit dem restlichen Zitronensaft und der Zitronenschale in einem Topf mit den Kirschen, Zimt und Nelken erhitzen und etwa 5 Minuten kochen. Pfeilwurzelmehl oder Kuzu mit etwas kaltem Wasser verrühren und das Kompott damit binden.

Polenta-Sonnen mit Kompott anrichten. Bei Bedarf mit Honig süßen.

Info

Kirschen

Kirschen schmecken nicht nur köstlich, sie liefern uns auch viele Vitamine wie zum Beispiel Vitamin C, Folsäure und Betacarotin (Vorstufe von Vitamin A), und die Mineralstoffe Kalium, Kalzium, Eisen und Magnesium. In der TCM haben Kirschen eine kühlende, entzündungshemmende Wirkung und werden bei allen „hitzigen" Krankheiten empfohlen. Auch in der westlichen Naturheilkunde wird dem Fruchtfleisch eine kräftigende und den Stielen eine harntreibende Wirkung zugeschrieben.

Tomatensuppe mit Joghurt und Pesto

Für zwei Personen

4 Fleischtomaten
100 ml Naturjoghurt
1 Zwiebel
250 ml Gemüsebrühe
1 Prise Salz
2 EL Basilikum-Pesto

Fleischtomaten kreuzweise einschneiden und in kochendem Wasser kurz blanchieren. Die Haut abziehen und die Tomaten in Würfel schneiden. Zwiebel fein hacken.

Gemüsebrühe erhitzen und darin die Zwiebel mit Salz und Tomatenwürfeln für etwa 10 Minuten kochen. Dann die dickflüssige Suppe auskühlen lassen, mit dem Stabmixer pürieren und im Kühlschrank gut durchkühlen.

In zwei hohe Gläser – gut geeignet sind Cocktailgläser – je 1 EL Basilikumpesto auf dem Boden verteilen. Vorsichtig mit je der Hälfte des Joghurts bedecken und dann mit der gekühlten Tomatensuppe auffüllen. Gekühlt servieren.

Austernpilze aus dem Backofen

Für zwei Personen

300 g Austernpilze
50 ml Olivenöl
1 Bund Petersilie
Saft einer halben Zitrone
1 Knoblauchzehe
Pfeffer aus der Mühle
1 Prise Salz
1 Prise Paprikapulver

Den Backofen auf 220 °C vorheizen. Die Austernpilze mit einem feuchten Tuch säubern, auf ein mit Backpapier ausgelegtes Backblech verteilen und für 7 bis 10 Minuten backen. Dann die Pilze aus dem Ofen nehmen und in eine Schüssel geben.

Petersilie waschen und fein hacken. Knoblauchzehe pressen. Aus Olivenöl, Pfeffer, Knoblauch, Zitronensaft, Petersilie und Paprikapulver ein Dressing zubereiten und die warmen Pilze damit marinieren.

Info

Austernpilze

Austernpilze enthalten viel Vitamin C, Folsäure, Vitamine der B-Gruppe und hochwertiges pflanzliches Eiweiß. Die Chinesische Medizin nutzt Austernpilze seit Jahrhunderten. Sie stärken die Leber und senken Blutfette und Cholesterin.

Herbst – gut vorbereitet in die kalte Jahreszeit

Bunt sind schon die Wälder, gelb die Stoppelfelder, und der Herbst beginnt .... Der Text dieses Liedes beschreibt ziemlich genau, was die Natur uns in den Herbstmonaten bringt. Es umgibt uns ein ungeheures Leuchten an Herbstfarben: die Blätter der Bäume, die Ranken des Weins, die Früchte, die Blumen, der strahlend blaue Himmel und die Luft, die im Herbst ganz besonders riecht. Im Herbst sollten wir uns körperlich auf die kalte Jahreszeit vorbereiten, unser Immunsystem stärken und die Lunge vor Erkältungen schützen.

Jahreszeit der Verwandlung

In der fernöstlichen Denkweise wird das Element Metall durch den Herbst verkörpert (▶ Tabelle 5 auf Seite 32). Metall steht für das Trennende, die Klinge, das Messer, die Schere. Scheinbar ein Widerspruch zum verbindenden Gefühl, das uns die Natur in diesen Tagen nahelegt. Nicht so in der Lehre der TCM, wo alles mit allem in Verbindung steht. Die Jahreszeit bringt die Verwandlung, den Übergang des Spätsommers zu einer Kargheit mit grauen, nebeligen Herbst- und Wintertagen. Die Qualität des Metall-Elements ist wie ein „scharfes Auge", das heißt zu wissen, was man hat und worauf man sich verlassen kann. Es kann „die Spreu vom Weizen trennen". Wie der Duft zum Frühling, so gehört der Wind zum Herbst. Der Wind weht das Alte fort und ist der Atem der Natur. Die Arbeit ist vollbracht, alle Früchte sind reif und werden eingebracht: gelbe saftige Birnen, rote Äpfel, dicke Kartoffeln, pralle Trauben und kugelrunde Kürbisse. Spaziergänge bieten sich zum Einsammeln von Nüssen, Maroni und Bucheckern an. Genießen Sie die schönen Herbsttage!

Check

Nahrungsmittel für den Herbst

Äpfel, Birnen, Brokkoli, Chicorée, Chinakohl, Feldsalat, Fenchel, Hafer, Karotten, Kartoffeln, Kürbis, Lauch, Pilze, Quitten, Radicchio, Reis, Rote Bete, Schwarzwurzeln, Weintrauben, Zwiebeln.

Heilpflanze im Herbst: Weintraube

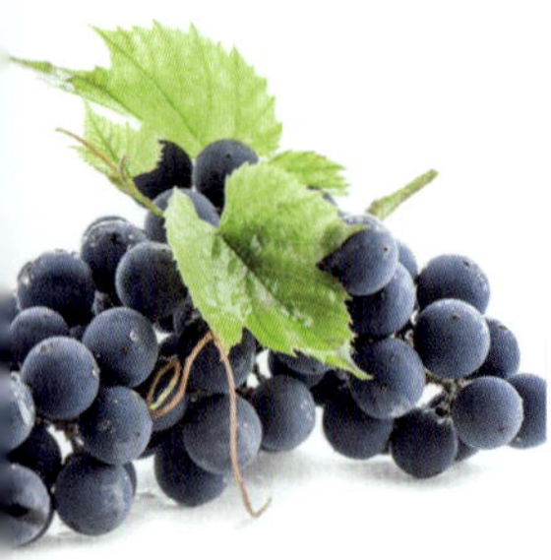

Die Inhaltsstoffe der Weintraube binden freie Radikale im Körper.

Im Herbst ist die Zeit der Weinlese. Aus den kostbaren Weintrauben wird auch das Traubenkernöl gewonnen. Es ist reich an Vitaminen und enthält vor allem mehrfach ungesättigte Fettsäuren und Phenole – Stoffe, die freie Radikale im Körper binden. Diese Phenole sind auch in der Schale der Weintrauben enthalten. Sie verhindern unerwünschtes Zellwachstum (Tumore), beugen frühzeitiger Alterung der Zellen und der Haut vor, verbessern die Blutzirkulation, senken Cholesterinwerte und aktivieren die Verdauung. Die Wirkung der Phenole ist auch im Wein aktiv. Ein Gläschen hin und wieder ist also durchaus zu empfehlen.

Weintrauben sind die Basis für eine Traubenkur: Man isst ein bis drei Tage lang nur Weintrauben. Eine Traubenkur reinigt den Körper, baut ihn aber gleichzeitig mit Kalzium, Magnesium, Kupfer, Eisen, Phosphor und einer Vielzahl an Enzymen wieder auf. Pro Tag wird der Verzehr von zwei bis drei Kilo Trauben, hell und dunkel gemischt, empfohlen. Zum Trinken gibt es lediglich Wasser.

Haferflocken-Porridge mit Honig-Ingwer-Äpfeln

Für zwei Personen

1 Tasse Haferflocken
2 TL Ingwer, gerieben
2 Tassen Wasser
½ Tasse Wasser oder Apfelsaft
Saft einer Zitrone
1 TL Kakaopulver
1 Prise Curcumapulver
½ TL Zimtpulver
2 Äpfel
2 EL Honig
etwas Vanillepulver oder Mark einer halben Vanilleschote

Haferflocken mit Wasser in einem Topf aufkochen, mit der Hälfte des Zitronensafts, Kakao und Zimt abschmecken und dann auf kleiner Flamme 10 bis 15 Minuten zu einem Porridge einkochen. Bei Bedarf noch etwas Wasser zugeben.

In der Zwischenzeit die Äpfel waschen, vierteln, Kerngehäuse herausschneiden und die Apfelspalten fein blättrig schneiden. Wasser oder Apfelsaft in einem Topf mit Zitronensaft, Curcumapulver, Honig und Vanillepulver erwärmen. Den geriebenen Ingwer und die Apfelspalten zugeben und einige Minuten dünsten.

Das Porridge auf zwei Schüsseln verteilen und mit den Äpfeln servieren.

Info

Hafer

Hafer zählt zu den gesündesten Getreidearten überhaupt und wird in China seit dem 7. Jahrhundert als Heilmittel erwähnt. Er hat einen positiven Einfluss auf den Cholesterinspiegel, kräftigt Muskeln, Sehnen und Nerven, beseitigt Feuchtigkeit und stärkt das Herz und die Mitte.

Herbstliche Kohlsuppe

Für zwei Personen

100 g Sellerie
250 g Kohl
1 EL Rapsöl
1 Zwiebel
1 Knoblauchzehe
Pfeffer aus der Mühle
1 Prise Salz
500 ml Wasser oder Gemüsebrühe
2 EL Parmesan, gerieben
50 g Grünkernschrot
1 Prise Paprikapulver

Sellerie in Würfel schneiden. Kohl waschen, Blätter übereinanderlegen und in dünne Streifen schneiden. Zwiebel und Knoblauch schälen und fein hacken.

In einem großen Topf Öl erhitzen, Gemüse, Zwiebel und Knoblauch darin anbraten, mit Pfeffer und Salz würzen und dann mit Wasser oder Gemüsebrühe aufgießen. Grünkernschrot und Paprikapulver zugeben und die Suppe 15 bis 20 Minuten kochen.

Die Suppe dann mit dem Stabmixer fein pürieren, nochmals abschmecken und den geriebenen Parmesan unterrühren. Heiß servieren.

Info

Grünkern

Grünkern sind halbreif geerntete Dinkelkörner, die über dem Holzfeuer gedarrt wurden. Der Geschmack von Grünkern ist intensiv. Die thermische Wirkung von Grünkern ist wärmend und daher ideal für kalte Herbsttage. Er wirkt entstauend und somit positiv auf Leber und Gallenblase.

Krautstrudel mit Birne

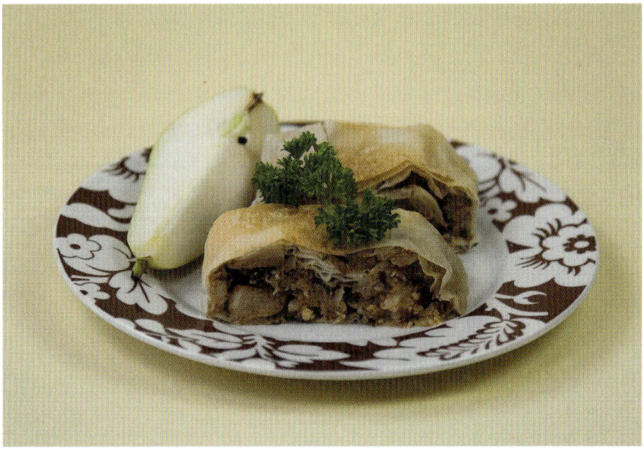

Für zwei bis drei Personen (ein Strudel)

200 g Weißkohl
2 EL Rapsöl
2 Birnen
4 EL geriebene Nüsse (zum Beispiel Walnüsse, Haselnüsse)
1 EL Butter
2 Strudelteigblätter aus dem Kühlregal
Pfeffer aus der Mühle
1 TL Kümmel, ganz
1 Prise Salz
½ Bund Petersilie
½ TL Paprikapulver

Backofen auf 180 °C vorheizen. Die äußeren Blätter vom Weißkohl entfernen, Strunk herausschneiden und den Kohl in dünne Streifen schneiden.

Öl in einem Topf erhitzen und das Kraut darin etwa 10 Minuten weich dünsten.

Birnen waschen, Kerngehäuse entfernen und in kleine Würfel schneiden. Petersilie fein hacken. Kohl mit Birnenwürfeln, Nüssen, Pfeffer, Kümmel, Salz und Paprikapulver gut vermischen.

Backblech mit Backpapier auslegen. In einem Topf Butter zerlassen. Die beiden Strudelteigblätter auf ein Küchentuch legen und die Fülle in der Mitte der Teigblätter gleichmäßig verteilen. Die Ränder mit Butter bestreichen. Den Teig seitlich einschlagen und dann über die Fülle straff einrollen.

Den Strudel auf das Blech legen und mit Butter bestreichen. Im Backofen 15 bis 20 Minuten goldgelb backen.

Winter – Zeit des Sammelns und der Stille

Sich in diesem Jahr stärken, um im nächsten Jahr den Tiger zu erlegen. (Chinesisches Sprichwort)

Die Winterzeit ist die Zeit der Ruhe und der Stille. Die Natur ruht unter einer dicken, weißen Decke aus Schnee. Die Tage werden kürzer, es ist kalt. Die beste Zeit für heiße Suppen, Eintöpfe und hin und wieder auch etwas Schokolade oder Süßes, um die Stimmung zu heben. Den Körper zu wärmen, ist jetzt die wichtigste Devise. Vermeiden Sie kühlende Zutaten wie Zitrusfrüchte, rohe Gemüse (zum Beispiel Gurken, Tomaten oder Paprika) und rohes Obst im Übermaß. Wärmend für den Körper sind Gewürze (zum Beispiel Zimt, Ingwer, Nelken, Rosmarin, Thymian), Wildgerichte, Wurzel- und Kohlgemüse, Hülsenfrüchte und lang gekochte Suppen oder Eintöpfe. Traditionelle Stärkungsmittel sind Ginseng, kräftige Hühnersuppen oder Gerichte mit Lamm. Der Körper benötigt in der winterlichen Kälte besonders viele Nährstoffe und Energie. Gewährleistet wird das durch eine verbesserte Aufnahmefähigkeit und Verdauungsfunktion, vor allem, wenn Sie in dieser Zeit bekömmliche Speisen zu sich nehmen. Das stärkt außerdem Ihre Immunabwehr und bildet die Grundlage für die Gesundheit im kommenden Jahr.

Höhepunkt des Yin

Im Winter erreicht das *Yin* seinen Höhepunkt – Ruhe ist deshalb angesagt. Die Empfehlung lautet: früh zu Bett gehen und spät aufstehen, Kälte meiden und Wärme suchen. Diese Maßnahmen helfen Ihnen, Energie zu speichern und gesund zu bleiben. Besonders wichtig ist es, die Nierenenergie zu schützen und zu stärken. Die Nieren beherbergen die Körperessenzen *(Jing)* und sind zuständig für Wachstum und Fortpflanzung. Achten Sie deshalb auf warme Kleidung, vor allem im unteren Rücken und in der Nierengegend.

Check

Nahrungsmittel für den Winter

Äpfel, Birnen, Chinakohl, Endiviensalat, Karotten, Kartoffeln, Kletzen (Dörrbirnen), Knoblauch, Kohl, Kürbis, Lauch, Maroni, Nüsse, Pastinaken, Petersilienwurzeln, Rosenkohl, Rote Bete, Rotkohl, Sellerie, Trockenfrüchte, Weißkohl, Zwiebeln.

Heilpflanze im Winter: Zimtrinde

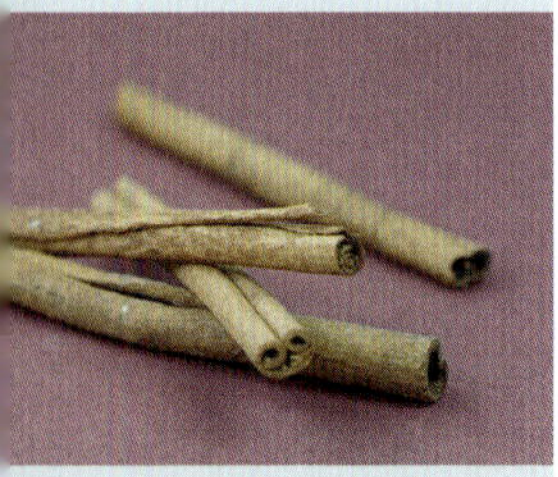

Zimt wärmt und stärkt die Nieren.

Der Zimtbaum gilt in der chinesischen Mythologie als Lebensbaum und wird seit 5000 Jahren als Gewürz- und Heilpflanze verwendet. Seine Früchte sollen beim Eintritt ins Paradies Unsterblichkeit und ein glückliches Leben verleihen. Ceylon-Zimt, die edelste Zimtsorte, stammt ursprünglich aus Ceylon (Sri Lanka). Er schmeckt sehr fein und ist milder als der scharfe und billige Cassia-Zimt aus China. Ins Gerede gekommen ist Cassia-Zimt auch wegen seines höheren Gehalts an Cumarin. Cumarin kommt in zahlreichen Pflanzen vor und ist in hohen Dosen leberschädigend. Deshalb wird für Kinder vor übermäßigem Genuss von Zimtsternen gewarnt. Bei Verwendung con Cassia-Zimt in haushaltsüblichen Mengen ist normalerweise aber keine Belastung zu erwarten.

Als Heilmittel wird Zimt bei Verdauungsbeschwerden sowie bei rheumatischen und arthritischen Beschwerden verwendet. Aktuell wird Zimt auch im Hinblick auf eine günstige Wirkung bei Diabetes erforscht. In der TCM gilt Zimt als wärmend und die Nieren stärkend. In der Küche ist Zimt für fast alles verwendbar: für Süßspeisen, Gebäck, Kompotte, Tees, Milchreis, Lebkuchen, aber auch für Gulasch, Geschnetzeltes oder Eintöpfe ist der süß-aromatische, leicht bittere Geschmack hervorragend geeignet.

Reiscongée mit Mandeln und Obst

Für sechs bis acht Portionen

1 Tasse Vollkornreis
2 Scheiben frischer Ingwer
4 Kardamomkapseln
100 g Mandeln oder Walnüsse
pro Portion eine Handvoll saisonales Obst (Äpfel, Birnen)
10 Tassen Wasser
Minze oder Melisse zum Garnieren
1 Zitronenscheibe
½ TL Kakaopulver

In einem hohen Topf den Vollkornreis mit Mandeln oder Walnüssen, Ingwer, Kardamomkapseln, Wasser, Zitronenscheibe und Kakaopulver aufkochen und dann zugedeckt zwei bis vier Stunden auf kleiner Flamme köcheln lassen. Je länger die Kochzeit, desto leichter verdaulich ist das Congée. Bei Bedarf noch etwas Wasser zufügen, bis ein dickflüssiger Brei entsteht.

Das Congée in einer Schüssel mit klein geschnittenem Obst anrichten. Bei Bedarf mit etwas Honig süßen. Mit Minze oder Melisse garniert servieren.

Küchentipp

Das Congée kann für mehrere Tage vorgekocht werden und lässt sich dann vielfältig kombinieren, zum Beispiel süß mit Kompott, Obst und Nüssen und/oder Samen oder pikant mit Gemüse der Saison, Hülsenfrüchten, Pilzen, Tofu und frischen Kräutern. Das Congée zu diesem Zweck heiß in Schraubgläser füllen und im Kühlschrank lagern (bis zu einer Woche haltbar).

Hühnerkraftsuppe mit Wintergemüse

Für zwei Personen

1 Suppenhuhn oder Hühnerteile
Saft einer halben Zitrone
½ Bund Petersilie
3 Liter Wasser
1 Prise Salz
4 kleine Karotten
½ Sellerieknolle
1 Petersilienwurzel
1 Zimtstange
2 Kartoffeln
1 EL Wacholderbeeren
4 Scheiben frischer Ingwer
1 EL Pfefferkörner

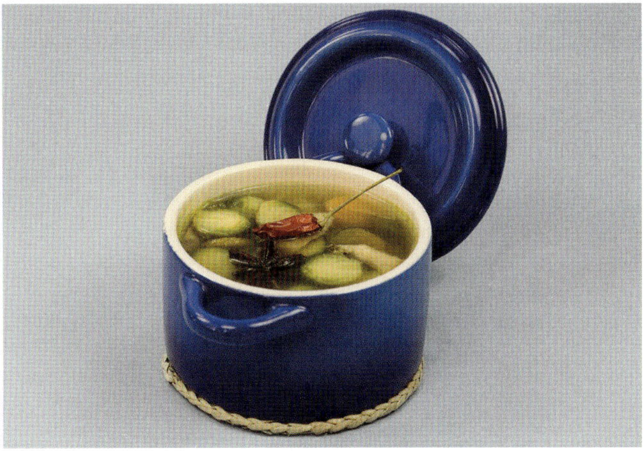

3 Lorbeerblätter
3 Sternanis
5 Kardamomkapseln
1 Prise Muskatnuss, gemahlen
1 Handvoll Rosenkohl
1 EL Bockshornkleesamen
1 TL Curcumapulver
1 Bund Schnittlauch

Hühnerteile in einen Topf geben, mit heißem Wasser bedecken und kurz aufkochen lassen – entstehenden Schaum abschöpfen bzw. abgießen und Hühnerteile mit frischem Wasser (ca. 3 Liter) neu aufsetzen.

Karotten und Sellerie putzen, grob schneiden und zusammen mit Zimt, Wacholder, Ingwer, Pfeffer, Lorbeerblättern, Sternanis, Kardamomkapseln in die Suppe geben. Mit einer Prise Salz und Zitronensaft abschmecken. Dann Bockshornkleesamen und Curcumapulver zur Suppe geben und die Suppe zugedeckt auf kleiner Flamme für mindestens zwei Stunden kochen lassen. Um das Fleisch später als Suppeneinlage weiterzuverwenden, die Hühnerteile nach 45 Minuten aus der Suppe nehmen, Fleisch vom Knochen lösen und die Knochen zurück in die Suppe geben. Das Fleisch beiseite stellen.

Die fertige Suppe abseihen und etwa 400 ml beiseite stellen. Den Rest der Suppe noch heiß in Schraubgläser füllen, abkühlen lassen und im Kühlschrank aufbewahren (ca. 1 Woche haltbar).

Kartoffeln schälen und in Würfel schneiden. Den Rosenkohl waschen, putzen, halbieren und mit den Kartoffeln in der Suppe 5 bis 10 Minuten weich kochen. Mit Muskatnuss, Pfeffer und Salz abschmecken. Einen Teil des Hühnerfleischs auf zwei Suppenteller verteilen, mit der Rosenkohl-Suppe auffüllen und mit fein geschnittenem Schnittlauch bestreut servieren.

Info

Kraftsuppen (Congées)

Kraftsuppen sind wegen ihrer langen Kochzeit besonders stärkend. Sämtliche Zutaten werden nach dem Kochvorgang entsorgt, da sie ihre Kraft an die Suppe abgegeben haben. Kraftsuppen enthalten viele Mineralstoffe, sind leicht verdaulich und gut bekömmlich. Durch die Zugabe von frischem Gemüse, Kräutern, Getreide und Fleisch werden sie mit wenig Aufwand zu einer vollwertigen Mahlzeit.

Lammragout mit Gemüse-Couscous

Für zwei Personen

250 g Lammfleisch aus der Schulter ohne Knochen
1 Handvoll Rosenkohl
2 Zwiebeln
2 Knoblauchzehen
½ Lauchstange
4 Gewürznelken
4 Kardamomkapseln
1 Prise Muskatnuss, gemahlen
Pfeffer aus der Mühle
2 EL Sonnenblumenöl
1 Zimtstange
einige Safranfäden
1 EL Butter
2 Karotten
1 Prise Salz
Wasser
300 ml Gemüsebrühe
Saft einer Zitrone
100 g Couscous
½ Bund Petersilie

Lammfleisch von den Sehnen befreien und in Würfel schneiden. Zwiebel und Knoblauch schälen und in feine Ringe schneiden. Sonnenblumenöl in einem Topf erhitzen und Zwiebel mit Knoblauch anrösten. Dann die Zimtstange hinzufügen und mit Safran, Gewürznelken, Kardamomkapseln, Muskatnuss, Pfeffer und Salz würzen. Mit Zitronensaft ablöschen und das Lammfleisch zugeben. Alles kräftig anbraten. Mit etwas Wasser aufgießen und bei mittlerer Hitze zugedeckt 40 bis 50 Minuten zu einem Ragout einkochen. Bei Bedarf etwas Wasser nachgießen.

In der Zwischenzeit Gemüse-Couscous zubereiten. Dazu die Karotten und den Lauch waschen, putzen und in dünne Scheiben schneiden. Rosenkohl waschen und putzen. Gemüse entweder im Dampfgarer oder mit etwas Salzwasser in einem Topf weich kochen. Gemüsebrühe in einem Topf erhitzen, Couscous einrühren und bei kleiner Hitze 5 bis 7 Minuten aufquellen lassen. Bei Bedarf etwas Wasser nachgießen. Dann das Gemüse und die Butter unterrühren und mit einer Gabel auflockern.

Gemüse-Couscous und Lammragout anrichten und mit gehackter Petersilie bestreut servieren.

Ihr persönlicher Ernährungsplan

Erich Wühr, Claudia Nichterl

Nach allem, was Sie in diesem Buch über Theorie und Praxis der TCM gelernt haben, sind Sie nun in der Lage, bei leichten Beschwerden Ihre eigene chinesische Selbstdiagnose zu stellen, Behandlungsmöglichkeiten zu identifizieren und geeignete Nahrungsmittel auszusuchen. Auf den folgenden Seiten finden Sie Tipps für die Selbstdiagnose und eine ausführliche Übersicht über die Eigenschaften häufiger Nahrungsmittel. Mithilfe der Tabelle 23 auf Seite 186 können

Sie sich einen ausgewogenen Ernährungsplan nach chinesischen Grundsätzen zusammenstellen.

Befragen Sie sich selbst!

Außer bei leichten, vorübergehenden Symptomen sind alle Maßnahmen, die im Folgenden empfohlen werden, nur begleitend zur ärztlichen Behandlung gedacht. Sprechen Sie im Zweifelsfall mit Ihrem TCM-Therapeuten darüber.

Es ist eigentlich ganz einfach: Sie befragen sich selbst – und zwar mithilfe der Tabelle 19 auf Seite 64. Gehen Sie in der Tabelle zur linken Spalte „Beschwerden". Wenn Sie eine der Fragen dort mit „ja" beantworten, gehen Sie bitte waagrecht nach rechts zur Spalte „Diagnose". Jetzt wissen Sie, welches Disharmonie-Muster bei Ihnen vorliegt.

Wenden Sie sich nun weiter nach rechts zur dritten Spalte „Behandlungsmöglichkeiten". Dort finden Sie Gruppen von Nahrungsmitteln und Heilverfahren aus der TCM, die Ihre Beschwerden heilen oder lindern beziehungsweise eine Behandlung durch einen TCM-Therapeuten unterstützen können. Welche Nahrungsmittel speziell für Sie geeignet sind, zeigt Ihnen die rechte Spalten der Tabelle 23 auf Seite 186. Bitte beachten Sie beim Gebrauch der Diagnosetabelle 19 aus Kapitel 2, dass in der Regel nicht nur eine Disharmonie vorliegt, sondern meist mehrere gleichzeitig. Wählen Sie dann die Heilmittel aus, die mehrmals genannt sind.

Planen Sie „Ihre" Ernährung

In der Tabelle 23 auf Seite 186 sind in alphabetischer Reihenfolge Nahrungsmittel mit ihren Eigenschaften entsprechend der chinesischen Ernährungslehre aufgelistet. Sie finden dort Nahrungsmittel mit therapeutischer Wirkung, aber auch solche mit bestimmtem Temperaturverhalten oder mit einer bestimmten Geschmacksrichtung.

Wenn Sie gesund sind

Mithilfe der in Tabelle 23 genannten Nahrungsmittel können Sie nun Ihren eigenen Ernährungsplan zusammenstellen. In erster Linie sollten Sie dabei Regel Nummer eins berücksichtigen: die Ausgewogenheit. Jedes Extrem in die eine oder andere Richtung bezüglich des bei Geschmack, Temperaturverhalten oder Behandlungswirkungen sollten Sie vermeiden.

Berücksichtigen Sie die Ausgewogenheit bei jeder einzelnen Speise, bei der Mahlzeit und bei Ihrer Ernährung insgesamt. Wenn Sie auch noch die weiter oben besprochenen Regeln der chinesischen Ernährungslehre und die Jahreszeit mit berücksichtigen, können Sie vorbeugend sehr viel für Ihre Gesundheit und ein langes Leben tun.

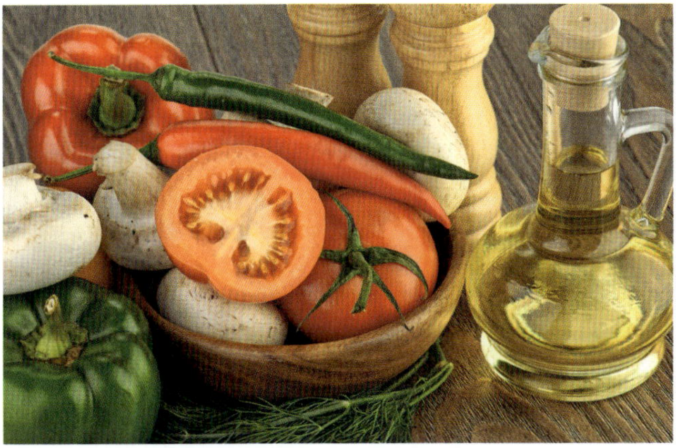

Frisch und ausgewogen: gesunde Nahrungsmittel, die schmecken.

Bei leichten Beschwerden

Wenn Sie in der Diagnosetabelle 19 auf Seite 64 Gruppen von Nahrungsmitteln gefunden haben, die zu Ihren Beschwerden passen, können Sie nun die geeigneten Lebensmittel nachschlagen (▶ Tabelle 23 auf der nächsten Seite). Fügen Sie sie ganz einfach bewusst zu Ihrem normalen Speisplan hinzu. Sie sollten nicht versuchen, sich über längere Zeit nahezu ausschließlich davon zu ernähren.

Stärkere Beschwerden sollten Sie unbedingt mit Ihrem Arzt oder TCM-Therapeuten abklären.

Tabelle 23 Nahrungsmittel mit besonderen Eigenschaften

Geschmack	Nahrungsmittel
Bitter	Amaranth, Curcuma, Endiviensalat, Kaffee, Orangenschale, Quinoa, Roggen, Rosenkohl, Schafgarbe, schwarzer Tee, Thymian, Zitronenschale
Salzig	Miso, Parmesan, Salz, Sardinen, Schweinefleisch
Sauer	Erdbeeren, Essig, Hagebuttentee, Himbeere, Pflaumen, Tomaten, Kiwi, Zitrone
Scharf	Frühlingszwiebel, Ingwer, Knoblauch, Kresse, Lauch, Lorbeerblätter, Majoran, Meerrettich, Pfeffer, Pfefferminze, Radieschen, Rettich, Zwiebeln
Süß	Äpfel, Auberginen, Birnen, Buchweizen, Feigen, Fenchel, Gänsefleisch, Gerste, grüne Bohnen, Gurken, Kartoffeln, Kastanien, Kürbis, Mandeln, Mangold, Pfirsich, Rapsöl, Vanille, Zimt, Zucker
Temperaturverhalten	**Nahrungsmittel**
Heiß	Cayennepfeffer, Knoblauch, Schaf, Schimmelkäse, Ziege, Zimt
Kalt	Bananen, Gurke, Joghurt, Melonen, Tomaten, Wassermelone, Zitrone
Erfrischend	Äpfel, Auberginen, Birnen, Buchweizen, Buttermilch, Erdbeeren, Gerste, grüner Tee, Hirse, Kresse, Mango, Minze, Rettich, Spargel, Stangensellerie, Weizenkeimöl, Zucchini
Warm	Curcuma, Curry, Fenchel, Fisch geräuchert, Grünkern, Kaffee, Kakao, Kastanien, Kürbis, Meerrettich, Mohn, Rosenkohl, Rosinen, Rosmarin, Schnittlauch, Walnuss
Therapeutische Wirkung	**Nahrungsmittel**
Beseitigen Blut-(*Xue*-)Stauung	Adzukibohnen, Auberginen, Basilikum, Gerste, Ingwer, Kresse, Lorbeerblätter, Majoran, Pfefferminze, Rosmarin, Safran, Stangensellerie, Rettich
Befeuchten den Darm	Milch, Sesam, Sesamöl, Spinat, Rote Bete
Lindern Durchfall	Anis, Fenchel, Heidelbeeren, Hirse, Karotten, Reis
Beruhigen den Geist (*Shen*)	Couscous, Melisse, Rosmarin, Weizen

Tabelle 23 Nahrungsmittel mit besonderen Eigenschaften *(Fortsetzung)*

Therapeutische Wirkung	**Nahrungsmittel**
Erzeugen Körperflüssigkeiten (*Jinye*)	Äpfel, Birnen, Milch, Süßkartoffeln, Tomaten
Entspannen und beruhigen die Leber (*Gan*)	Chinakohl, Kardamom, Kresse, Sellerie, Stangensellerie
Kräftigen den Mittleren Erwärmer	Anis, Äpfel, Birnen, Dinkel, Fenchel, Ingwer, Karotten, Kartoffeln, Kastanien, Kümmel, Kürbis, Reis, Süßkartoffeln
Regulieren den Fluss des *Qi*, lösen Stauungen auf	Adzukibohnen, Basilikum, Buchweizen, Gerste, Kresse, Ingwer, Lauch, Lorbeerblätter, Majoran, Rettich, Rosmarin, Stangensellerie
Stärken *Qi* und Blut (*Xue*)	Äpfel, Birnen, Butter, Entenfleisch, Feigen, Himbeeren, Hirse, Hühnerfleisch, Hühnereier, Kartoffeln, Kastanien, Karpfen, Mais/Polenta, Mandeln, Mangold, Pflaumen, Reis, Rinderleber, Rote Bete, Safran, schwarzer Sesam, Sesamöl, schwarze Sojabohnen, Spinat, Süßkartoffeln
Wirken schweißtreibend	Frischer Ingwer, Pfeffer, Zwiebeln
Befeuchten Trockenheit	Birnen, Gerste, Hühnereier, Kokosnussmilch, Mandeln, schwarzer Sesam, Sesamöl, Schweinefleisch, Spinat, Tofu
Beruhigen das *Yang*	Äpfel, Birnen, Chinakohl, Couscous, Kresse, Gerste, Gurken, Pfefferminze, Rettich, Sellerie, Stangensellerie, Weizen
Regen das *Yang* an	Basilikum, Haferflocken, Ingwer, Knoblauch, Majoran, Rosmarin, Zimt, Zwiebeln
Beruhigen das *Yin*	Birnen, Butter, Kastanien, Kirschen, Kokosnussmilch, Mangold, Spinat
Regen das *Yin* an	Bananen, Gerste, Hirse, Hühnereier, Rote Bete, Salz, Sardinen, Schweinefleisch, Tomaten, Wassermelonen, Weizenkeime

Nützliche Informationen

Bücher und Co., die weiterhelfen

TCM

Chen, John; Chen, Tina: *Berühmte Ärzte der TCM*: http://verlag-systemische-medizin.de/download/pdf/chen-beruehmte-aerzte.pdf

Kaptchuk, Ted j.: *Das große Buch der Chinesischen Medizin.* Knaur MensSana, München

Kirchhoff, Stefan: Wandtafel „*Chinesische Diätetik*". Verlag Systemische Medizin, Bad Kötzting

Noll, Andreas: *Die Organuhr. Gesund im Einklang mit unseren natürlichen Rhythmen.* Gräfe und Unzer, München

Reid, Daniel: *Das chinesische Gesundheitsbuch.* O.W. Barth-Verlag, München

Zöller, Josephine: *Das Tao der Selbstheilung.* BACOPA, Linz

Qigong, Taiji

Jiao, Guorui; Hildenbrand, Gisela: *Die 8 Brokatübungen.* Mediengruppe Oberfranken, Bamberg

Kong: *Medizinisches Qigong. 20 Figuren des Taiji-Qigong.* Verlag Systemische Medizin, Bad Kötzting (Video)

Olvedi, Ulli: *Das Stille Qigong nach Meister Zhi-Chang Li.* Knaur MensSana, München

Kochbücher

Nichterl, Claudia: *Die neue Fünf Elemente Küche. Fernöstliches Wissen, heimische Zutaten.* AVBuch, Wien

Nichterl, Claudia: *Power Frühstück. Energie für den ganzen Tag.* AVBuch, Wien

Nichterl, Claudia: *Powerfrühstück 2. Kraftvoll in den Tag.* AVBuch, Wien

Temelie, Barbara: *Ernährung nach den Fünf Elementen.* Joy-Verlag, Sulzberg

Temelie, Barbara: Das *Fünf Elemente Kochbuch.* Joy-Verlag, Sulzberg

Temelie, Barbara: *Die Fünf Elemente-Ernährung für Mutter und Kind.* Joy-Verlag, Sulzberg

Für Therapeuten

Focks, Claudia: *Leitfaden Chinesische Medizin.* Elsevier/Urban & Fischer, München

Elleberger, Oswald: *Qigong für Therapeuten.* Verlag Systemische Medizin, Bad Kötzting

Englert, Stefan: *Checkliste Chinesische Diätetik.* Haug, Stuttgart

Wühr, Erich: *Chinesische Syndromdiagnostik.* Verlag für Ganzheitliche Medizin Dr. Erich Wühr GmbH, Kötzting

Wühr, Erich: *Chinesische Syndromtherapie.* Verlag für Ganzheitliche Medizin Dr. Erich Wühr GmbH, Kötzting

Adressen, die weiterhelfen

Gesellschaften und Berufsverbände

Adressen von Ärzten und Therapeuten für Chinesische Medizin können bei den folgenden Gesellschaften erfragt werden.

Arbeitsgemeinschaft für Klassische Akupunktur und Traditionelle Chinesische Medizin e. V. (AGTCM), Rüschenkamp 12, 59558 Lippstadt (www.agtcm.de)

Ärzte für Akupunktur (ehem. ÖWAA), Mariahilfer Str. 47, A-1060 Wien (www.akupunktur.org)

Assoziation Schweizer Ärztegesellschaften für Akupunktur und Chinesische Medizin (ASA), Wattenwylweg 21, CH-3006 Bern (www.akupunktur-tcm.ch)

Deutsche Ärztegesellschaft für Akupunktur e. V. (DÄGfA), Würmtalstraße 54, 81375 München (www.daegfa.de)

Deutsche Gesellschaft für Akupunktur und Neuraltherapie e. V. (DGfAN), Mühlgasse 18b, 07356 Bad Lobenstein (www.dgfan.de)

Gesellschaft für Ernährung nach den Fünf Elementen (Verein g5e), Sigmundsgasse 8, A-1070 Wien (http://tcm-ernaehrung.at)

Internationale Gesellschaft für Chinesische Medizin e. V. (Societas Medicinae Sinensis, SMS), Franz-Joseph-Straße 38, 80801 München (www.tcm.edu)

Österreichische Gesellschaft für Akupunktur (ÖGA), Riedelgasse 5, A–1130 Wien (www.akupunktur.at)

Österreichische Gesellschaft für Kontrollierte Akupunktur und Traditionelle Chinesische Medizin (OGKA), Glacisstraße 7, A-8010 Graz (www.ogka.at)

Schweizerische Ärztinnen- und Ärztegesellschaft für Akupunktur – Chinesische Medizin – Auriculomedizin (SACAM), Postfach 2003, CH-8021 Zürich (www.sacam.ch)

Schweizerische Berufsorganisation für Traditionelle Chinesische Medizin (SBOTCM), Alfred Lienhard Str. 1, CH-9113 Degersheim

Verband Ernährung nach den 5 Elementen, Römerweg 31, CH-5443 Niederrohrdorf (www.ernaehrung5elemente.ch)

Wiener Schule für Traditionelle Chinesische Medizin (WSTCM), Gutenbrunnerstrasse 1/2, A-2500 Baden (hwww.wstcm.at)

Qigong-Kurse und Seminare

Adressen von Schulen in Deutschland verschickt die Medizinische Gesellschaft für Qigong Yangsheng e. V., Colmantstr.9, 53115 Bonn (www.qigong-yangsheng.de)

Sie können sich auch bei Ihrer örtlichen Volkshochschule oder im Internet über Kurse und Einrichtungen informieren.

TCM-Bedarf

Moxa-Zigarren

Moxa-Zigarren und Zubehör erhalten Sie in Ihrer Apotheke oder in verschiedenen Online-Shops, die Sie im Internet unter dem Stichwort „Akupunkturbedarf" recherchieren können.

TCM-Apotheken

Zahlreiche TCM-Apotheken haben sich in der „Arbeitsgemeinschaft Deutscher TCM-Apotheken" zusammengeschlossen. Eine Mitgliederliste, geordnet nach Postleitzahlen, finden Sie im Internet unter www.tcm-apo.de

TCM-Kliniken

TCM-Klinik Bad Kötzting, Erste Deutsche Klinik für Traditionelle Chinesische Medizin, Fachklinik für Psychosomatik und Psychotherapie, Ludwigstr. 2, 93444 Bad Kötzting (www.tcm.info)

Klinik am Steigerwald, Waldesruh, 97447 Gerolzhofen (www.tcmklinik.de)

Klinik Silima, Gut Spreng, 83083 Riedering (www.klinik-silima.de)

IGM-Campus. Individuelles Gesundheitsmanagement (Bad Kötztinger Lebensstilprogramm). Kompetenzzentrum für Komplementärmedizin und Naturheilkunde (KoKoNat), Klinikum rechts der Isar, TU München, Kaiserstr. 9, 80801 München (www.igm-campus.de oder www.kokonat.med.tum.de)

Fotonachweis

Fotolia, New York

gguy: Seite 24, Natalia Klenova: S. 159, leungchopan: S. 77, msk.nina: S. 176, Alena Ozerova: S. 136, Printemps: S. 172, Trish23: S. 85, voicejylland: S. 50, yuuuu: S. 83

Fotostudio Rothbauer, Cham

Simone Batzl: S. 88–108, 113–118, 131–135, 143–158
Harry Kierst: S. 5

Mauritius, Mittenwald

foodcollection: S. 126, Daniel Ingold: S. 61, Phototake: S. 12, Pixtal: S. 79, Spirit: S. 39, P. Widmann: S. 82,

Shutterstock, New York

Aleksey Stemmer: S. 59, filmfoto: S. 22, fullempty: S. 36, Nanette Grebe: S. 54, hxdbzxy: S. 35, locrifa: S. 120, Maridav: S. 26, Monkey Business Images: S. 68, Nata-Lia: S. 185, Pixeljoy: S. 3, F. Schmidt: S. 86, Monika Wisniewska: S. 110, S. 124

TCM-Klinik Bad Kötzting: S. 74

Uwe Urbann, Wien: S. 168, 169, 170, 173, 178, 180, 181

Stichwortverzeichnis